Verlag von J. F. Bergmann in München und Wiesbaden.

Adolf Schmidts
Klinik der Darmkrankheiten
Zweite Auflage

Neu bearbeitet und herausgegeben von

Professor Dr. **C. von Noorden** in Frankfurt a. M.

unter Mitarbeit von

Dr. Horst Straßner in Kiel

Mit zahlreichen, meist farbigen Abbildungen

1921. Preis *M. 180.—*, gebunden *M. 192.—*

Man kann sich aus dieser kurzen Aufstellung einen Begriff von dem Umfang eigner Arbeit machen, die in der neuen Auflage steckt. Nur ein so schaffensfreudiger Forscher wie v. Noorden konnte dies in der kurzen Zeit eines Jahres zustande bringen. Aber nicht nur die Quantität, sondern mehr noch die Qualität der neubearbeiteten Kapitel ist über jedes Lob erhaben. Welches Kapitel wir auch aufschlagen mögen, überall begegnen wir einer vollkommenen Beherrschung des Stoffes, einer ausgezeichneten Gliederung, einer bei aller Schlichtheit fesselnden, nie ermüdenden Darstellung. Was die neue Auflage über die erste weit hinaus hebt, sind die großen therapeutischen Erfahrungen v. Noordens. Hier spricht in jeder Zeile der anerkannte Diätetiker. Aber auch die Pharmakologie kommt zu ihrem Recht. In dieser Hinsicht ist besonders die Vorliebe für das Atropin zu bemerken, das in v. Noorden, im Gegensatz zum Referenten einen warmen und beredten Fürsprecher findet. . . . .

Die neue „Klinik der Darmkrankheiten" ist und wird für alle Kenner dieses Gebietes sein und bleiben ein Werk, für das das alte Horazische Wort gilt: „Vos exemplaria graeca nocturna versate manu, versate diurna".

Zum Schluß noch eine kurze Bemerkung über die Ausstattung der neuen Auflage. Wir beglückwünschen den Verleger zu dieser geradezu vorbildlichen Leistung, was Druck, Papier und Abbildungen betrifft. Das ist Friedensausstattung in optima forma.

Boas im Arch. f. Verdauungskrankheiten

Lehrbuch
der
Magen- und Darmkrankheiten

mit besonderer Berücksichtigung
der diätetischen und medikamentösen Therapie

Für praktische Ärzte und Studierende

bearbeitet von

Dr. **P. Rodari**

Privatdozent an der Universität in Zürich

Zweite, völlig umgearbeitete Auflage

1910. Preis *M. 12.—*, gebunden *M. 13.20*

Hierzu Teuerungszuschlag

Über Durchfalls- und Verstopfungskrankheiten

und die Grundsätze ihrer Behandlung.

Zwei Vorträge

von

Prof. Dr. **Carl von Noorden,**
Geheimer Medizinalrat, Frankfurt a. M.

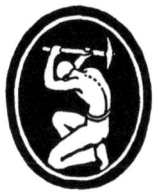

Springer-Verlag Berlin Heidelberg GmbH 1922

Nachdruck verboten.
Übersetzungen in alle Sprachen vorbehalten.

Copyright 1922 by Springer-Verlag Berlin Heidelberg
Ursprünglich erschienen bei J. F. Bergmann 1922.

ISBN 978-3-662-33353-2   ISBN 978-3-662-33749-3 (eBook)
DOI 10.1007/978-3-662-33749-3

Vorwort.

Die beiden hier abgedruckten Aufsätze stellen eine erweiterte Ausarbeitung zweier Vorträge dar, welche ich im Februar 1922 gelegentlich eines von der Medizinischen Fakultät in Wien veranstalteten ,,Fortbildungskurses für Krankheiten der Verdauungsorgane" zu halten hatte. Es war mir eine besondere Ehre und Freude, daß mich die Wiener Medizinische Fakultät zur Beteiligung an diesen Fortbildungsvorträgen einlud, welche in dem Hörsaal der Klinik gehalten wurden, die ich als früherer Vorstand der I. Medizinischen Klinik in Wien miterbauen und miteinrichten half, und an der ich dann noch mehrere Jahre lehrte.

Nachdem ich im vorigen Jahre die II. Auflage des Ad. Schmidtschen Werkes ,,Klinik der Darmkrankheiten" herausgegeben hatte, bot sich mir jetzt eine willkommene Gelegenheit, die allgemein-pathologischen und therapeutischen Probleme der so überaus wichtigen Durchfalls- und Verstopfungskrankheiten von neuem im Zusammenhang zu besprechen. Bei der Neubearbeitung des Schmidtschen Buches war ich mehr oder weniger an die von Ad. Schmidt gewählte Darstellung gebunden, und Pietätsrücksichten zwangen mich, mit der sehr notwendigen Kritik zurückhaltend zu sein. In diesen Aufsätzen durfte ich meine eigene Erfahrung und Meinung viel stärker in den Vordergrund schieben. Demgemäß bieten diese Aufsätze nicht etwa nur eine Wiederholung des in der II. Auflage der ,,Klinik der Darmkrankheiten" Vorgebrachten, sondern in weit höherem Maße eine Ergänzung desselben.

Von wenigen Ausnahmen abgesehen, verzichtete ich hier auf Literaturangaben. Die literarischen Nachweise finden sich in großer Vollständigkeit in dem Werke ,,Schmidt-von Noorden, Klinik der Darmkrankheiten, II. Auflage, Wiesbaden und München 1921". Auch betreffs aller Einzelheiten aus klinischer Symptomatologie, diätetischer und medikamentöser Therapie muß ich auf die breite Darstellung verweisen, welche denselben in dem genannten Buche gewidmet wurde.

Frankfurt am Main, den 15. März 1922.

Carl von Noorden.

Inhalt.

Über Durchfallskrankheiten.

		Seite
I.	Dyspepsie und Katarrh	7
II.	Allgemeine Bakteriologie des Darmes	9
III.	Gärungsdyspepsie und Fäulnisdyspepsie	14
	Darmprobekostverfahren	16
IV.	Grundlagen und Ursachen der Gärungsdyspepsie	18
V.	Grundlagen und Ursachen der Fäulnisdyspepsie	21
VI.	Therapie der Darmkatarrhe	27
	1. Hungertage	27
	2. Probekost	27
VII.	Behandlung gärungsdyspeptischer Zustände	29
	1. Gestaltung der Kost	29
	2. Opium	30
	3. Calcium carbonicum	31
	4. Einschalten von Fasttagen	31
	5. Aussichten der Behandlung	31
VIII.	Behandlung fäulnisdyspeptischer Zustände	32
	1. Hungertage	32
	2. Zuckerkost	33
	3. Milch- und Schleimsuppenkost	33
	4. Weiterer Ausbau der Kost	34
	5. Aussichten der Heilung	34
	6. Behandlung der Mischformen	35
	7. Medikamente	35
	8. Darmspülungen	37
	9. Transduodenalspülungen	37

Über chronische Stuhlträgheit und ihre Behandlung.

I.	Definition	39
II.	Bewegungsformen des Dickdarmes	40
	1. Mischbewegungen	40
	2. Peristaltische Wellen	40
	3. Tonische Kontraktionen	41
	4. Austreibung des Kotes	41
III.	Reizquellen für die Dickdarmbewegungen; hemmende Einflüsse	41
	1. Regelung der Peristaltik	41
	2. Tonische Kontraktionen	43
IV.	Behandlung	45
	A. Behandlung der Spasmophilie des Dickdarmes	45
	1. Pharmakologische Mittel	45
	2. Sonstige antispasmodische Hilfsmittel	46
	B. Behandlung der Hypoperistaltik	47
	1. Medikamentöse Therapie	47
	a) Hormontherapie	47
	b) Andere Abführmittel	48
	2. Neurotherapie	50
	3. Diätetische Behandlung	51
	a) Alimentäre Obstipation	51
	b) Primäre hypoperistaltische Stuhlträgheit	53

Über Durchfallskrankheiten.

Es wurde mir die Aufgabe gestellt, in dem heutigen Vortrage über Durchfallskrankheiten zu sprechen; ein gewaltiges Gebiet, da es den weitaus größten Teil der Darmpathologie umfaßt. Nur ein Teilstück desselben läßt sich in dem Rahmen eines Einzelvortrages abhandeln. Ich lasse die akuten Infektionskrankheiten wie Cholera, Ruhr u. a. gänzlich beiseite und beschränke mich im übrigen wesentlich auf solche Fragen der allgemeinen Pathologie und der Therapie, welche für die verschiedensten Formen akuter und namentlich chronischer diarrhoischer Zustände gemeinsame klinische Bedeutung haben.

Nachdem H. Nothnagel durch kritische Sichtung eines überaus reichen und mit größter Sorgfalt gesammelten Beobachtungsmaterials den diagnostischen und klinischen Rang zahlreicher Einzelsymptome festgelegt und damit das chaotische Durcheinander der Meinungen und Lehren in einer für die damalige Zeit bewundernswerten Weise entwirrt hatte, knüpfen sich die praktisch bedeutsamen weiteren Fortschritte auf dem Gebiete der Durchfallskrankheiten zweifellos an den Namen des leider zu früh verstorbenen Ad. Schmidt. Freilich darf man hier, ebenso wie auf anderen Gebieten der Darmpathologie, seinen theoretischen Ausführungen nur sehr beschränkt beipflichten. Schmidt hatte sich auf der Suche nach Neuem in manche Theorien und Hypothesen verstiegen, welche in die Irre führten. Es ist erstaunlich, mit welcher Kritiklosigkeit diese Theorien wie neue Tatsachen begrüßt und sogar in Lehrbücher aufgenommen wurden. Dies ist nur dadurch zu erklären, daß den Einzelarbeiten Schmidts und der ersten Auflage seines Buches (Klinik der Darmkrankheiten, Wiesbaden 1912/13) eine sehr lange Periode vorausgegangen war, die über nichtoperative Darmkrankheiten außerordentlich wenig Neues gebracht hatte. Wir müssen heute manches, was unter dem Einflusse Schmidts zur klinischen Lehre geworden ist, wieder ausmerzen.

Dennoch schuf Ad. Schmidt etwas Dauerndes, was ihm nie vergessen werden darf. Wenn auch von manchen haltlosen Theorien befangen, schuf er für das praktische Handeln am Krankenbette neue Grundlagen, die sich — von Einzelheiten abgesehen — als fruchtbar für Diagnostik und Therapie erwies. Ich habe dies auch in meiner kürzlich erschienenen Neubearbeitung von Schmidts Buch „Klinik der Darmkrankheiten" (1921) stark betont.

I. Dyspepsie und Katarrh.

Da ich die Grundzüge der Schmidtschen Lehren als bekannt voraussetzen darf, und da in allen klinischen Vorlesungen und in allen neueren Arbeiten über Darmkrankheiten auf sie Bezug genommen wird, darf ich hier an dieselben anknüpfen, indem ich ausführe, was davon stehen bleiben, was abgelehnt werden muß.

Wir finden bei Ad. Schmidt eine scharfe Trennung zwischen Darmdyspepsie und Darmkatarrh bzw. entzündlicher Erkrankung der Darmschleimhaut. Wir müssen uns zuerst klar machen, was Schmidt unter Darmdyspepsie versteht.

Er versteht darunter: krankhafte Vorgänge, die sich innerhalb des Darmrohres am Darminhalte abspielen und auf die Darmwand höchstens insoweit einwirken, als sie quantitative Änderungen der Darmsekretion und der Darmperistaltik zur Folge haben und damit natürlich auch die Beschaffenheit des Kotes beeinflussen, während die Darmwand selbst gesund bleibt. Einfachste Beispiele hierfür sind die Abartungen der Verdauungsvorgänge, welche bei Achylia gastrica, bei Achylia pancreatica, bei Gallengangverschluß teils die Proteinkörper, teils die Fette und Lipoide betreffen. Wir wissen seit alters, daß unter solchen Umständen überwiegend häufig die Darmwand gesund bleibt, und daß keine wesentlichen Merkmale abnormer Zersetzungen des Darminhaltes sich bemerkbar machen. Andererseits wissen wir aber auch, daß sehr ernste und gefährliche Krankheiten der Darmwand vorkommen, wie Ulcus pepticum, Tuberkulose, Sarkom, Karzinom u. a., ohne daß nennenswerte Störungen im Ablauf der an den Ingesta sich vollziehenden Verdauungsvorgänge oder auch nennenswerte Störungen der sekretorischen und motorischen Gesamtleistungen des Darmes damit verknüpft zu sein brauchen, also schwere, lebensgefährliche Darmkrankheit ohne Darmdyspepsie. Bis dahin können wir der Dyspepsielehre Ad. Schmidts ohne weiteres folgen; bis dahin bietet sie zwar ein neues Wort für Altbekanntes, aber keinen neuen Begriff.

Weiterhin dehnt Ad. Schmidt den Begriff „Dyspepsie" aber auch auf Zustände aus, die mit qualitativ oder quantitativ abnormen Zersetzungen des Darminhaltes einhergehen. Auf seine teilweise unhaltbare Theorie über die Ursache dieser abnormen Zersetzungen werde ich später eingehen. Hier sei vorweggenommen, daß sie stets bakteriellen Ursprungs sind, sei es daß die Darmflora quantitativ oder qualitativ, sei es daß die Mischung ihrer Teilstücke verschoben ist. So lange die qualitativ abgearteten oder quantitativ verschobenen Zersetzungsprodukte ihre Reizwirkung nur auf Erregung stärkerer Sekretion von Darmsaft und auf Verstärkung der Peristaltik und daraus entspringende Durchfälle beschränken, spricht Ad. Schmidt auch hier nur von „Darmdyspepsie": wenn aber die Darmschleimhaut primär oder durch die Reizwirkung der abnormen Zersetzungsprodukte sekundär entzündlich erkrankt, spricht er von „Darmkatarrh" bzw. von Enteritis, Kolitis und Enterokolitis. Dem Theoretiker ist eine solche begriffliche Trennung natürlich erlaubt, und für die systematische Betrachtungsweise bietet sie auch gewisse Vorteile. Klinisch erscheint die Trennung aber nur berechtigt, wenn sie praktisch durchführbar ist. Ad. Schmidt gab sich die größte Mühe, die Durchführbarkeit darzutun. Als wichtigstes Kriterium bezeichnet er den Schleimgehalt des Kotes, bei dessen Mangel man von Darmdyspepsie, bei dessen Vorhandensein man von Entzündung sprechen müsse. Dieses Kriterium ist aber sehr unsicher, da auf Schleimgehalt des Kotes mit Sicherheit nur bei katarrhalischen Entzündungen unterer Darmabschnitte zu rechnen ist und es zweifellos Darmentzündungen leichter und ernster Art gibt, wo erkennbarer Schleim gar nicht oder nur höchst spärlich und selten sich dem Kote beimengt, andererseits kommen auch Darmkrankheiten mit erheblicher Schleimproduktion vor, z. B. die Myxorrhoea nervosa (Colica mucosa), wo von wahrer Enterokolitis nicht die Rede sein darf. Wer die Darstellung Ad. Schmidts in seiner Klinik der Darmkrankheiten (I. Auflage) liest, muß die Trennungsversuche für sehr gekünstelt halten. Ich habe zwar bei der Bearbeitung der II. Auflage aus Pietät für den erst jüngst Verstorbenen die gesonderte Besprechung von Dyspepsie und Katarrh aufrechterhalten. Während Schmidt auf weitestgehender Unabhängigkeit beider voneinander besteht, mußte ich — wie schon früher in meinen klinischen Vorträgen in diesem Hörsaale — auf die praktische Unmöglichkeit scharfer Trennung hinweisen. In der übrigen Fachliteratur wurde die Trennung von intestinaler Zersetzungsdyspepsie und Darmkatarrh nur von einzelnen Schülern Ad. Schmidts aufrechterhalten. Der namhafteste Schüler Schmidts: J. Strasburger, verzichtet gänzlich darauf. Die von Schmidt gezeichneten Krankheitsbilder der intestinalen Zersetzungsdyspepsie müssen wir heute als leichtere Formen des chronischen Darmkatarrhs auffassen, und wir fügen damit — zum mindesten für die klinische Betrachtungsweise — wieder zusammen, was künstlich auseinander gerissen war.

II. Allgemeine Bakteriologie des Darmes.

Von großer Tragweite und dauernder Nachwirkung war es, daß wir durch Ad. Schmidt unter den an abnorme Zersetzungen gebundenen Darmdyspepsien zwei verschiedene, in gewisser Hinsicht sogar einander entgegengesetzte Grundformen kennen und erkennen lernten, für welche unter den mannigfachen Bezeichnungen die Namen „Gärungsdyspepsie" und „Fäulnisdyspepsie" die weitaus besten und treffendsten sind. Nach dem vorher Gesagten dürfen wir uns darunter nicht mehr im Sinne Ad. Schmidts abgerundete und selbständige Krankheitsbilder vorstellen, wie wir sie im Auge haben, wenn wir von Ruhr, Cholera, Typhus usw. sprechen, sondern nur den allgemeinen Charakter, den die jeweiligen, qualitativ oder quantitativ abnormen bakteriellen Zersetzungen des Darminhaltes angenommen haben. Wenn wir z. B. sagen: in diesem Darme besteht „Fäulnisdyspepsie", so kann das Grundleiden ebensogut eine funktionelle, neurogene Sekretionsanomalie, ein Überfütterungskatarrh, ein infektiöser oder toxischer alimentärer Katarrh, ein Stauungskatarrh, eine anaphylaktische Enteritis sein, wie auch eine tiefgreifende Wandschädigung mit infektiöser oder neoplasmatischer Geschwürsbildung und vieles andere. Mit der Erkenntnis einer „Gärungs- oder einer Fäulnisdyspepsie" bekommen wir also nur ein Teilstück der Diagnose in die Hand, das als diagnostisches Hilfsmittel um so weniger wiegt, als wir öfters in ein und demselben Falle die beiden Dyspepsieformen einander sich ablösen sehen. Ja wenn wir leichtsinnig mit der Gesundheit der Kranken umgehen wollten, hätten wir es sogar in der Hand, solchen Wechsel ganz willkürlich und beliebig oft sich vollziehen zu lassen. Darüber später. Über die Diagnose „Gärungs- oder Fäulnisdyspepsie" hinaus gilt es daher nach Krankheitszuständen höchst verschiedener Dignität zu fahnden. Nur ganz allgemein sei hier gesagt, daß bei chronischen Fäulniskatarrhen sehr viel häufiger ein grob anatomisches Darmleiden als Ursache drohend im Hintergrund steht als bei chronischen Gärungskatarrhen (vgl. S. 22).

Die Unterscheidung zwischen „Gärungs- und Fäulnisdyspepsie" war nicht neu. In der früheren Literatur finden sich bereits zahlreiche Hinweise, namentlich in der Kinderheilkunde und in der Bakteriologie; die Theorien und therapeutischen Vorschläge E. Metschnikoffs, A. Combes u. a. fußen darauf. Es blieb Metschnikoff aber der durchschlagende Erfolg versagt, weil er nur die Fäulnisdyspepsie berücksichtigte und mit seiner Milch- bzw. Ya-Urt-Kost einen Weg beschritt, der doch nur für einen kleinen Teil der Fälle das Richtige traf. Ich komme später hierauf zurück (S. 34). Allgemeinere klinische Bedeutung und vor allem stark befruchtenden Einfluß auf die Therapie der Durchfallskrankheiten erlangte die Unterscheidung erst durch Ad. Schmidt, freilich mehr auf dem Papier als am Krankenbette, wo für ihn oft ganz unwesentliche Hindernisse Anlaß gaben, den ursprünglichen Heilplan wieder umzustoßen. Dies kam wohl daher, daß Schmidt weniger die großen biologischen Gegensätze zwischen Gärung und Fäulnis ins Auge faßte, als sich an eine Reihe eigener kleiner Hilfstheorien hielt, die ihm doch nicht den nötigen Rückhalt gaben, im Ernstfalle die letzten Folgerungen planmäßig durchzuführen. Wer seine „Klinik der Darmkrankheiten", I. Auflage, sorgfältig liest, wird dies verstehen.

Tatsächlich haben wir es bei der Gärungs- und Fäulnis-Dyspepsiefrage mit einem grundlegenden biologischen Probleme zu tun. Fäulnis vollzieht sich am Eiweißmolekül und dessen Abbauprodukten; Gärung vollzieht sich am Kohlenhydratmolekül, und zwar müssen wir da nicht nur an die gewöhnliche weingeistige Gärung denken, die im Darme kaum in Betracht kommt, sondern auch an Säurebildung aus Kohlenhydrat, die teils zur Entstehung von Milchsäure, teils zur Entstehung von Essigsäure, Buttersäure und anderen niederen Fettsäuren führt.

Sowohl Fäulnis wie Gärung sind Folgen mikrobieller Tätigkeit; beide kommen in abgeänderter Form aber auch durch Fermente zustande, welche zwar von lebenden Zellen gebildet sind, aber nicht mehr an ihnen haften. Wir dürfen nicht ablehnen, daß diese letztere Form des Abbaues — namentlich bei der Gärung — auch im Darm eine gewisse Rolle spielt. Darüber ist noch sehr wenig bekannt. Nach unseren bisherigen Kenntnissen müssen wir freilich, sowohl bei Gärung wie bei Fäulnis im Darm, vorzugsweise mit mikrobiellen Angriffen auf den Darminhalt rechnen.

Zwischen Gärung und Fäulnis bestehen Gegensätze, die uns bei Vorgängen außerhalb des tierischen Körpers Tag für Tag entgegentreten, und die z. B. in der Nahrungsmitteltechnik eine bedeutsame und bekannte Rolle spielen. z. B. bei der Herstellung von Käse, Sauerkraut u. a. Zunächst verhindert die Gärung der Kohlenhydrate durch das Entstehen reichlicher Mengen von Gärungsmilchsäure die Fäulnis. Sobald die gärungsfähigen Kohlenhydrate, d. h. die Quellen der Säure erschöpft sind, und wenn gleichzeitig teils durch esterartige Bindung teils durch Zerstörung der Milchsäure die Azidität gesunken ist, würden die niemals fehlenden Fäulniskeime das Eiweiß angreifen, und alsbald entstände stinkende Fäulnis, wenn nicht zugefügtes Salz, niedere Temperatur und Wasserverlust dies verhinderten. Zwischen saure Gärung und etwaige säuretilgende, oft sogar zur alkalischen Reaktion überleitende Fäulnis schiebt sich ein amphiboles Stadium ein, in welchem sich der Kampf zwischen den Gärungserregern und den Fäulnisbakterien abspielt, und in welchem Gärungs- und Fäulnisvorgänge nebeneinander zu finden sind. Alsbald aber erliegen die Gärungserreger, weil ja ihr wichtigster Nährstoff, das gärungsfähige Kohlenhydrat, erschöpft ist.

Ähnlich ist es im Darm. Ich gehe natürlich hier nicht auf die spezielle Bakteriologie des Darmes ein; um so eher darf ich darauf verzichten, als wir noch weit entfernt sind von erschöpfender Kenntnis der überaus mannigfaltigen aeroben und namentlich anaeroben normalen Flora, deren Glieder im Darme den Kampf um Beute und Existenz führen.

Wenn wir für unsere Zwecke die Mikroben der normalen Darmflora grobschlächtig in säurebildende Kohlenhydratfresser und in proteinotrope Fäulnisbakterien teilen und damit in jeder dieser Gruppen nicht nur viele Dutzende, sondern vielleicht viele Hunderte verschiedener Mikrobenarten zusammenwerfen, so hat das natürlich vom Standpunkt der theoretischen Bakteriologie aus schwere Bedenken. Es kann auch entgegengehalten werden, daß viele Mikroben sowohl dem Eiweiß wie den Kohlenhydraten gegenüber stark aggressiv sind, daß manche Bakterien auch aus den N-haltigen Resten des Eiweißmoleküls Säure bilden, daß also Fäulnis nicht unbedingt durch Gegenwart und Bildung von Säure ausgeschlossen wird. Die einzelnen Arten der zahlreichen Darmbakteriengruppen sind sicher höchst verschieden empfindlich gegen die Wasserstoffionen-Konzentration des Nährbodens, die ihrerseits die Resultante aller biochemischen Vorgänge im Darme ist.

Mit unserer Einteilung der Darmflora in säurebildende Kohlenhydratfresser und eiweißzerstörende Fäulniskeime reißen wir natürlich artlich verwandtes auseinander und werfen artlich Verschiedenes in einen Topf. Solange die Bakteriologie des Darmes so kümmerlich entwickelt ist wie bisher, haben wir vom klinischen Standpunkt das Recht, diese praktisch-nützliche Einteilung vorzunehmen, welcher bereits bewährte Richtlinien für die Therapie entsprungen sind.

Normalerweise sind Jejunum und oberes Ileum äußerst arm an Keimen. Die Säure des Magens, die ätzende Lauge des Pankreassaftes, bakterizide Eigenschaften der Galle und des Darmepithels, vielleicht bakteriophage Ultra-Mikroben im Sinne d'Herelles halten den normalen Dünndarm zwar nicht steril, lassen aber nur eine höchst spärliche Vegetation bestehen, gewissermaßen Reserven, die stets auf der Lauer liegen. Erst im untersten Ileum nimmt die Flora wieder zu. Dort beherrschen Kohlenhydratfresser die Lage. Auch das vielseitig veranlagte Bact. coli arbeitet hier in diesem Sinne. Im Cöcum und aufsteigenden Kolon spielt sich der eigentliche Wettstreit zwischen den Säurebildnern und den Fäulniskeimen ab. Weiter abwärts, wo nur noch Spuren von Kohlenhydrat vorhanden sind, treten die ausgehungerten Gärungserreger ganz zurück. Man kann also sagen: **Normalerweise untersteht der Darminhalt gesetzmäßigen bakteriellen Belegschaften, die sich ordnungsgemäß ablösen. Beherrscher der Lage und der Ablösungsvorgänge ist nicht nur die Art der vorhandenen Bakterien, sondern vor allem auch die Beschaffenheit des Nährbodens.**

Wir sprachen von dem Kampfe der säurebildenden Kohlenhydratfresser gegen die fäulniserregenden Mikroben. Während nun bei gewissen Vorgängen in der Nahrungsmitteltechnik, z. B. bei Herstellung von Sauerkraut (cf. oben), von Käse, von Bier und Wein, der stark sauren Reaktion selbst der entscheidende fäulniswidrige Einfluß zuzuerkennen ist, liegen im Darme die Dinge nicht so einfach. Im Dünndarme wird normalerweise alkalische Reaktion aufrechterhalten, für den Dickdarm gibt es keine allgemein gültige Regel, und der normale Kot des Menschen schwankt zwischen schwach alkalischer und schwach saurer Reaktion. Die Einstellung der Reaktion des Dickdarminhaltes hängt offenkundig von dem ins Kolon gelangenden Materiale ab, nicht nur von etwaigem Gehalte an unresorbiert gebliebenem Zucker und Amylum, sondern in weit höherem Grade von seinem Gehalte an Cellulose, deren Abbauprodukte stark saure Eigenschaften haben. Worauf der fäulniswidrige Einfluß der Kohlenhydrate einschließlich der Cellulose eigentlich beruht, ist schon seit Jahrzehnten vielfach erörtert worden. Man kann daran denken, daß die Säuren im Status nascendi und ehe sie durch ergossenes Darmsekret abgestumpft werden, jene Wirkung ausüben. Ältere Forschungen von L. Iwanoff (Zeitschr. f. physiol. Chemie 42, 1904), die freilich noch der Bestätigung harren, weisen darauf hin, daß ätherartige, flüchtige Stoffe, welche bei der Gärung entstehen, die bakterielle Proteolyse hemmen. Sehr starke Beachtung heischt die Lehre d'Herelles von dem Mitwirken bakterizider Ultramikroben. Spruchreif ist die ganze Frage noch nicht. Bei gesteigerter Gärung, wie sie in geringerem Maße schon beim Gesunden, in höherem Maße bei gärungsdyspeptischen Zuständen vorkommt, und wo der Kot eine ausgesprochen saure Reaktion annimmt, genügt der Säuregrad, die Eiweißfäulnis niederzuhalten.

Schon in der normalen, darmberechtigten Flora finden sich zahlreiche Mikrobenarten, welche mit der potentiellen Energie starker Giftproduktion und aggressiver Gewebszerstörung ausgestattet sind, diese potentielle Energie aber nicht in lebendige Kraft und in Taten umsetzen können, weil der normale Darminhalt (einschließlich der anderen Bakterienarten) ihrem Gedeihen nicht günstig genug ist, oder weil ihre toxischen und aggressiven Produkte durch die Produkte anderer Mikroben entkräftet werden. So spielt sich also im Darm, zumal von dem untersten Ileum abwärts, ein pflanzlich-mikrobielles Leben ab, dessen Harmlosigkeit nicht auf der Abwesenheit von Giftbildnern, sondern auf dem Bestehen des ordnungsmäßigen Gleichgewichtes zwischen den Einzelgliedern der Flora beruht.

In dieses Gleichgewicht können fremde Eindringlinge den ersten Anstoß zur Störung tragen. Wenn die Eindringlinge selbst die Führerschaft übernehmen, durch die Wucht ihrer Vegetationskraft (wie z. B. bei Cholera) andere Keime verdrängen, oder wenn sie — auch ohne allzu üppige eigene Vermehrung — durch ihre spezifischen Gifte den Organismus gefährden, so sprechen wir von Darm-Infektionskrankheiten. Von selteneren Infektionskrankheiten und von den Sonderverhältnissen bei Tuberkulose, Milzbrand, Syphilis u. a. abgesehen, kommen hierfür hauptsächlich die Mikroben der Typhus-, der Cholera-, der Dysenterie- und der Dysenteroid- oder Kolitisgruppe in Betracht. Diese Durchfallskrankheiten haben im akuten Stadium einen für die Mikrobenart charakteristischen, bald schweren, bald milden Verlauf. Für ihn ist die Mikrobenart bzw. ihr Toxin viel maßgebender als die Ernährungsart. Durch unvorsichtige Ernährung, z. B. durch jede Art von Überfütterung, können zwar Komplikationen eintreten, z. B. Blutungen und Perforationen beim Typhus, aber Charakter, Verlauf und Aussichten der eigentlichen Darminfektion werden durch die Ernährungsform nur wenig oder gar nicht beeinflußt. Meist wird der Darm nach Überwindung des akuten Stadiums wieder frei von den spezifischen Krankheitserregern, ein noch wenig geklärter Vorgang, auf den vielleicht die Arbeiten von d'Herelle neues Licht werfen. Manchmal kommt es zu Daueransiedlung pathogener Keime (Dauerausscheider von Cholera-, Ruhr-, Typhusbazillen usw.), ohne daß die Bazillenträger spezifisch krank bleiben, und ohne daß die Vorgänge im Darminhalte und in der Darmwand von der Norm abweichen, d. h. jedes klinische Zeichen von Dyspepsie und Entzündung fehlt. Andererseits schließen sich an die Infektion aber häufig Sekundärinfektionen an, indem darmzuständige Mikroben, namentlich aus der Koli- und Streptokokkengruppe, sich in der geschädigten Darmwand ansiedeln und dort zerstörend weiterarbeiten. Am häufigsten sehen wir dies nach Dysenterie- und Dysenteroidinfektionen. Wenn wir nach Dysenterie, Dysenteroiden, Paratyphus, Typhus, manchmal auch nach Cholera noch monate- und jahrelange Kolitiden und Enterokolitiden antreffen, und der Bakteriologe weist uns noch einzelne Reste der früher beherrschenden primären Infektionserreger nach, so bleibt es doch noch fraglich, ob gerade diese es sind, welche den gegenwärtigen Krankheitszustand des Darmes aufrechterhalten, und ob hier nicht Sekundärinfektion der Darmwand mit normalen Darmbewohnern (Bact. coli u. a.) die wesentliche Ursache der verschleppten Heilung ist. Vielleicht sind die übriggebliebenen spezifischen Bazillen längst ganz harmlose Dauerbewohner des Darmes geworden: sei es, daß die betreffenden Patienten auch Dauerausscheider geblieben wären, wenn ihr Darm nach Ablauf des akuten Stadiums gesund geworden wäre; sei es, daß krankhafte Vorgänge in der Darmwand, z. B. ulzeröse Kolitis oder auch nur fortbestehende Gleichgewichtsstörung der normalen Darmflora das Weiterleben der primären Infektionskeime begünstigten. Dies ist namentlich für die Deutung der sog. chronischen Ruhr eine äußerst wichtige und noch keineswegs entschiedene Frage. Ich möchte das Vorkommen echter chronischer Ruhr durchaus nicht bestreiten, aber doch bestimmt behaupten, daß gar nicht selten etwaige überlebende Ruhrbazillen wirklich nur harmlose Begleiter einer fortbestehenden, chronischen, nicht-spezifischen Enterokolitis sind. In diesen Fällen gelingt es, durch planmäßige diätetische Behandlung die Darmstörungen vollkommen und dauerhaft zu beseitigen, so daß sich die Leute wie Gesunde verhalten. Sie bleiben aber trotzdem noch lange Dauerausscheider von Dysenterie- bzw. Dysenteroidbazillen. Eine verhältnismäßig starke Wahrscheinlichkeit hat es für sich, daß der Paratyphus-B-Bazillus zum Dauerschädling für den Darm werden und immer neue Rückfälle von Darmentzündung veranlassen kann.

Unter allen Umständen müssen wir aber daran festhalten, daß jedes Eindringen darmfremder Keime teils durch unmittelbaren Einfluß auf die normale Darmflora, teils durch ihre Wirkung auf die Darmsekretionen und damit auf den Nährboden das physiologische Gleichgewicht der Darmflora gefährdet, so daß bald diese, bald jene Gruppe heimatberechtigter Darmbewohner mächtig überwuchert und in verstärktem Maße darmreizende Zersetzungsprodukte liefert. Diese Gleichgewichtsstörung kann die Lebensdauer der ursprünglichen Störenfriede lange überdauern und wird es gewöhnlich tun, wenn nicht die diätetische Behandlung regulierend eingreift. Der ursprüngliche Schädling ist vielleicht insofern ganz harmlos, als er selbst gar nicht pathogen im engeren Sinne des Wortes zu sein braucht; d. h. weder hat er irgendeine aggressive Wirkung auf die Schleimhaut des Darmes und auf andere Gewebe, noch liefert er schädliche Toxine. Nur die Wirren unter den normalen Darmbewohnern sind Ursache der Darmreizung. Wahrscheinlich sind die weitaus meisten akuten und chronischen Fälle jener Zustände so zu erklären, die wir je nach ihrer Schwere und ihrer Ausdehnung als Magen- und Darmverstimmung, als Darmdyspepsie, als Gastroenteritis, als Enterokolitis bezeichnen, während für das Entstehen der verhältnismäßig seltenen Fälle reiner, akuter und chronischer, schwerer Kolitis doch wohl meistens Dysenterie- bzw. Dysenteroidbazillen verdächtig sind.

Immerhin möchte ich — einschaltend — auf eine für Kolitis leichter und schwerer Form, aber oft auch für Entzündung höherer Darmabschnitte bedeutungsvolle Ursache hinweisen, die gar nichts mit darmfremden Bakterien zu tun hat. Das ist die Beschädigung der Darmwand durch abnorme, entzündungserregende Zersetzungsprodukte ganz normaler Darmbewohner infolge von Stauung des Darminhaltes; die Stauung wird bedingt teils durch gutartige und bösartige Stenosen aller Art — das spielt schon stark in die Darmchirurgie hinüber —, teils nur durch einfache Kotstauung. Man braucht da nicht gleich an Krankheitsbilder des spastischen Subileus oder gar Ileus zu denken; klinisch stellt sich das Geschehen oft nur als vorübergehende, lästige Stuhlverhärtung und -trägheit abwechselnd mit Durchfällen dar. Bei Stauung wird faulige Zersetzung der oberhalb reichlich abgesonderten Darmsäfte und fäulnisfähiger Nahrungsreste Ausgangspunkt etwaiger Darmreizung. Es ist keineswegs sicher, daß nach Wiederherstellung freien Kotlaufes der alte Gleichgewichtszustand der Darmflora und gesunder Zustand der Darmschleimhaut sofort zurückkehren. Ich habe einzelne Fälle gesehen, wo eine durch Nachlässigkeit bedingte Kotstauung schwere Kolitis von monatelanger Dauer nach sich zog. Örtlich beschränkte, oberflächliche Kolitis (Colitis superficialis disseminata) ist bei funktioneller Stuhlträgheit außerordentlich häufig und leider oft die folgenschwere, therapeutisch irreführende Ursache dafür, daß fälschlicherweise

Enterokolitis oder Kolitis und nicht richtigerweise krankhafte Einstellung des neuro-muskulären Apparates als letzte Ursache und wesentlichstes Stück des chronischen Darmleidens angesehen werden (cf. Vortrag über Obstipation).

Mitbestimmend für die Abartung des Mikrobengemisches, noch mehr für das Fortdauern einer einmal entstandenen Entmischung ist die Beschaffenheit des Nährbodens. Wir dürfen uns nicht wundern, wenn bei Überschwemmung tieferer Darmabschnitte mit Nahrungsresten, die aus irgendeinem Grunde im Magen und im Oberdarm ungenügend vorverdaut waren, die Darmflora sich dem angebotenen Material anpaßt und einseitig überwuchert. Hieraus kann ein Reizzustand hervorgehen, und bei öfterer Wiederholung der gleichen Schädlichkeit oder bei unzweckmäßiger diätetischer Behandlung kann aus den akuten Anfällen der Gleichgewichtsstörung ein chronisches Leiden werden.

Aus dem Gesagten tritt uns als praktisch Bedeutsamstes vor Augen, daß man bei Darmdyspepsien und Darmkatarrhen, selbst bei schwerem und fieberhaftem Verlaufe, nicht immer — vielleicht sogar nur selten — mit spezifischen, wahrhaft pathogenen, darmfremden Keimen als Ursache des Krankwerdens und Krankbleibens zu rechnen hat. Alle entsprechenden bakteriologischen Untersuchungen waren bisher ergebnislos. Umgekehrt zeigte sich, wie ungemein schwer es ist — von den mit überwältigender Vegetationskraft ausgestatteten Seuchenkeimen abgesehen —, darmfremde Bakterien künstlich im Darme anzusiedeln (H. Braun). **Die eigenartige Struktur der normalen Darmflora, ihre Beeinflußbarkeit durch andere, zufällig eindringende, an sich vielleicht gar nicht pathogene, gleichsam nur katalytisch auf sie wirkende Fremdlinge und ihre Abhängigkeit vom Nährboden genügen vollkommen, schwere Störungen des Gleichgewichtszustandes, das Überhandnehmen einseitig gerichteter, reizkräftiger Zersetzungsprodukte und das Fortbestehen solcher Zustände zu erklären.**

Daß wir bei den gewöhnlichen Durchfallskrankheiten, die wir klinisch als intestinale Dyspepsie und als Darmkatarrh bezeichnen, überhaupt nicht oder nur im ersten Beginne mit spezifischer Infektion durch exogene, pathogene Keime zu rechnen brauchen, ist allmählich immer mehr anerkannt worden. Diese Auffassung steht im Widerspruch zu der in den Jugendjahren der Bakteriologie herrschenden, wo man bei jeder Durchfallskrankheit spezifische, exogene Schädlinge vermutete. Den Hinweis auf Gleichgewichtsstörungen der normalen Darmflora als zureichenden Grund für akute und chronische Durchfallskrankheiten finden wir überall in der pädiatrischen Literatur; wir finden ihn in den beachtenswerten Arbeiten von A. Rodella, der die Ursache gewisser Diarrhöen in dem Überwuchern der anaeroben Flora sucht: wir finden ihn auch stark betont in den späteren Arbeiten von Ad. Schmidt, der für solche Fälle den nicht ganz glücklichen und irreführenden Namen „Gelegenheitsinfektion" einführte.

III. Gärungsdyspepsie und Fäulnisdyspepsie.

Wir wollen jetzt, nach dem Abschweifen auf das Gebiet der allgemeinen Darmbakteriologie, zu dem Gedankengang Ad. Schmidts zurückkehren, der in Scheidung pathologisch vermehrter Kohlenhydratgärung und pathologisch vermehrter Eiweißfäulnis als klinisch bedeutsamer Unterlagen für das Verständnis der Durchfallskrankheiten gipfelt. Die am Darminhalt sich vollziehenden pathologischen Zersetzungen gliedern sich danach in „Gärungsdyspepsie" und „Fäulnisdyspepsie". Wenn auch in gewissem Grade räumlich und zeitlich voneinander getrennt, bestehen zwischen den normalen Gärungs- und den normalen Fäulnisvorgängen doch fließende Übergänge. d. h. es ist an keinem Orte und in keiner Verdauungsphase des normalen Darmes so, daß daselbst nur Gärungen an Kohlenhydratmolekülen oder nur Fäulnisvorgänge an Stickstoffsubstanzen sich abspielen. Nur von beherrschendem Überwiegen des einen oder des anderen Vorganges darf die Rede sein. An die physiologischerweise sowohl zeitlich wie örtlich sehr beschränkte Gärungsphase schließt sich mit unmerklichen Übergängen die früher schon erwähnte amphibole Phase, in der die allgemeine chemische Reaktion, die artliche Beschaffenheit und die Konzentrationen der Abbauprodukte das Nebeneinanderbestehen von Gärung und Fäulnis erlauben. Diese amphibole Phase geht dann wiederum unmerklich in die Phase vorherrschender Fäulnis über.

Bei pathologischer Steigerung verteilen sich die Zersetzungsprozesse über weit größere Darmabschnitte als normal. Sie steigen auch weit hinauf in den Dünndarm, worüber wir aus der Kinderheilkunde sicheren Nachweis haben. Wenn der Darminhalt nicht aus irgendeinem Grunde gestaut ist, z. B. bei Darmgeschwüren mit stenosierenden Narben, finden sich im Dünndarm oberhalb der untersten Ileumschlingen von pathologischen Zersetzungen fast nur Kohlenhydratgärungen, wobei dem Bact. coli eine bedeutende Rolle zufällt. Dieses Bakterium greift freilich auch N-Substanzen an, bevorzugt aber in Gegenwart von Kohlenhydraten diese letzteren und ist im Dünndarme, wo im Gegensatze zum Dickdarm Kohlenhydrate gewöhnlich stark vertreten sind, ein sehr kräftiger Säurebildner.

Wie sich im einzelnen bei den Darmkatarrhen der Erwachsenen die pathologischen Zersetzungen räumlich verteilen, ist leider unbekannt. Insbesondere sind die Rückschlüsse aus der Kotbeschaffenheit auf Mitbeteiligung des Dünndarmes immer unsicher. Sowohl H. Nothnagel wie Ad. Schmidt, die sich beide die größte Mühe gaben, im Kote dafür zuverlässige Kriterien zu finden, kamen zu keinen praktisch brauchbaren Ergebnissen.

Mit Sicherheit läßt sich nur folgendes sagen:

1. Wenn im Kote ein starker Gärungseinschlag sich findet, ist die Mitbeteiligung des Dünndarmes als Herdes pathologischer Gärung höchst wahrscheinlich.

2. Einfache Enteritis (Katarrh des Dünndarmes ohne wesentliche Miterkrankung des Dickdarmes) trägt fast immer den Charakter der Gärungsdyspepsie. — Fäulnisdyspepsie des Dünndarmes ist an andere Zustände gebunden, vor allem an Geschwüre, Geschwülste und Stenosen.

3. Bei reiner Kolitis (ohne Beteiligung des Dünndarmes), und zwar vom leichten Katarrh bis zur schwersten Kolitis, trägt der Kot fast immer die Charaktere der Fäulnisdyspepsie. Wenn Zeichen der Gärungsdyspepsie sich beimischen, so ist dies Folge überhasteter Entleerung von Dünndarminhalt in den Dickdarm (s. unten). — In der Darstellung von Ad. Schmidt kam dies gegensätzliche Verhalten reiner Enteritis und reiner Kolitis nicht deutlich genug zum Ausdruck. Ich betone es stärker, weil es für die topische Diagnostik der Darmkatarrhe wichtige, manchmal ausschlaggebende Bedeutung hat.

4. Wenn wir aus dem Verhalten des Stuhlganges vorwiegende oder ausschließliche Fäulnisdyspepsie diagnostizieren müssen, es fehlt aber im Harn die Vermehrung von Indikan und Ätherschwefelsäure, so erstrecken sich in der Regel die Fäulnisprozesse nicht über die Bauhinsche Klappe aufwärts. Denn im Dünndarme würden die aromatischen Spaltprodukte des Proteins schnell resorbiert, und dann träten sie reichlich in den Harn über.

Nur bei überaus schnellem Kotlaufe könnte dies ein Fehlschluß sein. Umgekehrt beweist aber starke Hyperindikanurie nicht zuverlässig die Mitbeteiligung des Dünndarmes; sie macht dies nur wahrscheinlich. Denn auch bei Beschränkung der Fäulnisvorgänge auf den Dickdarm können gelegentlich die Verhältnisse für reichliche Indolbildung und -resorption sehr günstig liegen.

5. **Erhebliche Tympanie des Dünndarmes** spricht stark für Mitbeteiligung dieses Darmabschnittes und zwar, bei leichterem Krankheitszustande, für Gärungsdyspepsie.

Um zu erkennen, ob Fäulnis- oder Gärungsvorgänge das krankhafte Geschehen im Darme beherrschen, gab Ad. Schmidt das **Darm-Probekost-Verfahren** an. Es wäre aber ein Pharisäismus der Exaktheit, wollte man die Durchführung desselben für alle Fälle verlangen. Die hellbraunen Stühle mit stark saurer Reaktion und mit stechend saurem Geruch nebst dem durch starkes Gastreiben und deutlichen Dünndarm-Meteorismus ausgezeichneten klinischen Bilde verraten Auge und Nase des Kundigen sofort die Diagnose: Gärungsdyspepsie. Ich könnte mich keines Falles erinnern, wo bei Gegenwart dieser leicht zu deutenden klinischen Zeichen das Probekost-Verfahren mich irgend etwas Neues gelehrt hätte. Auch unter den Fäulnisdyspepsien gibt es Fälle, wo man aus der dunklen Farbe, der ausgesprochenen alkalischen Reaktion, dem ammoniakalischen Geruch beim Übergießen mit Kalilauge, dem aasigen Gestank der dünnen Stühle unter Begleitung starker Indikanurie sofort den Charakter der pathologischen Zersetzungen erkennt, und wo gleichfalls die Probekost nichts Neues lehrt. Der Rückhalt dieser Diagnose verstärkt sich, wenn der Kot auch Eiter enthält, wenn man des Bestehens gutartiger oder bösartiger Geschwüre oder stenosierender Prozesse im unteren Teile des Darmes sicher ist, weil bei allen hiermit zusammenhängenden Durchfallskrankheiten das Vorherrschen fauliger Zersetzungen das unendlich Häufigere ist. Wo die Sachlage nicht völlig klar ist, wird das Probekost-Verfahren allerdings stets wichtige Aufschlüsse geben. Vor allem wird es uns lehren, daß es zahlreiche Fälle gibt, wo der Kot gleichzeitig die makroskopischen, mikroskopischen und chemischen Eigenschaften zeigt, welche Ad. Schmidt für Fäulnisdyspepsie und welche er für Gärungsdyspepsie beschrieb, und worauf ich hier um so weniger einzugehen brauche, als sie sich für erschöpfende Schilderung in einem Vortrag nicht eignen. Ad. Schmidt sprach bei solchen Kotverhältnissen von Mischfällen. Nach meinen Erfahrungen sind sie außerordentlich häufig. Die nächstliegende Erklärung war, daß hier der Kot vorwiegend aus einer verbreiterten amphibolen Zone stamme, wo Gärungs- und Fäulnisvorgänge nebeneinander hergehen, und wo bald die eine, bald die andere bakterielle Flora das Übergewicht erlange. Man darf wohl auch sicher annehmen, daß diese Deutung für manche Fälle das Richtige trifft. Sie zu verallgemeinern, erscheint mir aber gezwungen und allzu schematisch und stimmt auch nicht recht mit der Weiterentwicklung dieser Fälle unter dem Einfluß der Therapie. Sehr verständlich ist es dagegen, wenn wir sehen, daß unter einseitig gegen diese oder jene Dyspepsieform gerichteter Kost zwar die zunächst bekämpfte Dyspepsieform schwindet, die andere Form aber mit starker Wucht ausbricht. Wir haben dann den Darm zu stark einseitig belastet und die Scylla für die Charybdis eingetauscht.

Nach meinen Erfahrungen handelt es sich bei den Mischfällen sehr oft um reine Gärungsdyspepsie, die nur mit besonders starker Darmsekretion einhergeht und daher abnorm reichliche Mengen fäulnisfähigen Materials in den Dickdarm liefert. Was sich an diesem Material im Dickdarm abspielt, sind ganz normale Vorgänge, nur modifiziert durch den verstärkten Wassergehalt und die beschleunigte Entleerung. Die Fäulnissymptome sind also nur sekundäre

Vorgänge, welche allerdings die Kotbeschaffenheit stark beeinflussen; das Mitbestehen echter Fäulnisdyspepsie als wesentlicher Grundlage der Krankheitserscheinungen wird aber nur vorgetäuscht. Manchmal decken einige kleine Gaben von Opium und Belladonna, welche die Saftsekretion hemmen, den Dickdarm ruhig stellen und damit die Wasserresorption begünstigen, den wahren Charakter des Leidens sofort auf, indem dann deutlich erkennbare Gärungsstühle erscheinen.

Umgekehrt kommt es häufig vor — und darauf macht Ad. Schmidt schon aufmerksam —, daß bei einer auf den Dickdarm beschränkten Fäulnisdyspepsie wegen motorischer Übererregung des Gesamtdarmes reichlich gärungsfähiges Material in die untersten Teile des Ileum und in den Dickdarm verschleppt und dann in einem bald mehr, bald weniger vergorenen Zustand herausgeworfen wird. Hier pflegt der Einfluß von Opiaten, die ich therapeutisch keineswegs anrate, besonders deutlich zu sein. Die Verlangsamung des Abschubes von Dünndarminhalt in das Kolon läßt sofort den Gärungscharakter aus dem Kote verschwinden.

Man sieht also, daß Stühle mit gleichzeitigem oder schnell wechselndem Gärungs- und Fäulnischarakter sehr verschieden verursacht werden können. Mit dem Gesagten sind nicht einmal alle Möglichkeiten erschöpft. Erst weitere Beobachtung klärt den Sachverhalt und gibt therapeutische Anhaltspunkte.

Sowohl in bezug auf Gärungs- wie auf Fäulnisdyspepsie hat Ad. Schmidt, in Übereinstimmung mit früherer Auffassung, aber doch viel schärfer als alle anderen früheren Autoren, die Verschleppung ungenügend vorverdauten Materials in tiefere Abschnitte des Darmes als wesentliche, den Nährboden umstimmende und dort das Überwuchern bestimmter Mikrobengruppen begünstigende Ursache von Gleichgewichtsstörungen der Darmflora und abnormen Zersetzungen bezeichnet. Die große Tragweite dieser Lehre darf nicht verkannt werden, ebensowenig ihr befruchtender Einfluß auf rationelle Therapie der Darmkrankheiten. Wir werden aber sehen (cf. unten), daß Ad. Schmidt allzu einseitig an dieser Lehre hängen blieb und andere Ursachen der Darmdyspepsien nicht gebührend würdigte. Wenn die einmal entstandene Gleichgewichtsstörung nicht alsbald rückläufig wird, behält der einmal zur üppigen Entwicklung gelangte Teil der Darmflora die Oberhand, und dieser Zustand wird chronisch, klinisch bald zeitweilige Besserung, bald neue Vorstöße darbietend. Die einseitig gesteigerten und wegen Mangels an Hemmungen wahrscheinlich auch qualitativ abgearteten Zersetzungsprodukte sind abnorme Reizkörper für die Schleimhaut und erregen den Darm zu stärkerer Sekretion, zu lebhafterer Peristaltik und unter Umständen auch zu pathologischen Bewegungsformen wie Spasmen. Die Resorption der quantitativ und qualitativ abgearteten, teils aus dem Nährboden, teils aus den Bakterienleibern entstammenden Abbauprodukte kann Fernwirkung nach sich ziehen, wie Fieber, Störungen der Gefäßinnervation, anderer Nervengebiete, der Blutzusammensetzung usw., dies alles — zum mindesten beim Erwachsenen — viel ausgesprochener bei verstärkter Fäulnis als bei verstärkter Gärung. Daß man den Schleimgehalt des Kotes keineswegs mit Ad. Schmidt als Kriterium dafür anerkennen darf, ob die Schleimhaut entzündlich verändert ist oder nicht, ward schon erwähnt. Wir werden sicher nicht fehl gehen, wenn wir bei allen Durchfallskrankheiten dieser Gruppe entzündliche Mitbeteiligung der Schleimhaut annehmen, das Wort enterale Dyspepsie für die klinisch leichteren Formen reservieren und im übrigen anerkennen, daß die bei Darmkatarrhen sich im Darmrohre abspielenden Vorgänge sowohl nach Art der Gärungsdyspepsie wie nach Art der Fäulnisdyspepsie verlaufen können. Dies trifft namentlich für die weitaus häufigste Form des Darmkatarrhs, die Enterokolitis, zu.

IV. Grundlagen und Ursachen der Gärungsdyspepsie.

Um die Grundlagen der Gärungsdyspepsie zu verstehen, muß man sich erinnern, daß normalerweise fast alles gärungsfähige Kohlenhydrat, einschließlich der zuckerliefernden Stärke, bereits im Dünndarm in resorptionsfähiges Kohlenhydrat umgewandelt und resorbiert wird. Dies gilt zunächst für solches Material, das den Verdauungssäften offen freiliegt, wie Zucker in Lösungen und Amylum in feinen Mehlen. Auch aus Zellen jungen pflanzlichen Gewebes, dessen Kittsubstanzen durch Kochen oder Magensalzsäure gut gelockert sind, und das küchentechnisch oder durch das Gebiß gut verteilt ist, holt sich der Dünndarm die Kohlenhydrate so gut wie vollständig heraus. Schwieriger ist dies schon bei grob zermahlenen Getreidekörnern, namentlich des Roggens, bei rohen Früchten und vor allem bei rohen Blättern, Stengeln und Wurzeln. Immerhin wird auch an solchem Material bei hinreichender Zerkleinerung von dem vollkommen gesunden Magen und Dünndarm eine bewundernswert ausgiebige Verdauungs- und Resorptionsarbeit geleistet. Die Resorptionsarbeit des Dünndarmes wird aber unvollständig, wenn das gärungsfähige Material in übergroßer Menge und in groben Brocken verzehrt wird, wenn der Magen es zu schnell in den Darm abschiebt, und wenn es aus irgendeinem Grunde den Dünndarm zu schnell durchläuft. Dann entwickelt sich auf dem angereicherten Nährboden, vielleicht schon im untersten Ileum, sicher im Cöcum und Colon ascendens kräftige Gärung, während sie sonst in mäßigen Grenzen bleibt.

Unter Umständen setzt die Gärung schon hoch im Dünndarme ein, der — wie gesagt — normalerweise seine Verdauungsarbeit am Kohlenhydratmolekül ohne Mithilfe von Mikroben vollzieht. Wörtlich ist dies freilich nicht zu nehmen. Wenn beim Eintritt gärungsfähigen Materiales gleichzeitig starke und widerstandsfähige Gärungserreger in den Dünndarm gelangen, kommt es sicher auch unter ganz normalen Verhältnissen schon im oberen Dünndarme zu wahrer Gärung. Das läßt sich unter gewöhnlichen Ernährungsverhältnissen gar nicht verhüten. Diese Früh-Gärung findet sich besonders nach Genuß von rohem Obst, das einerseits mit hoch gärungsfähigem Material beladen ist, andererseits an seiner Oberfläche eine Fülle schwacher, starker und stärkster Gärungserreger trägt. Für jede beschmutzte, kohlenhydrathaltige Nahrung gilt das gleiche, und selbst der reinlichsten Nahrung können aus der Mundhöhle oder aus verschluckter Luft starke Gärungskeime beigegeben werden, die den bakteriziden Kräften des Magens widerstehen. In gewisser Breite besitzt zweifellos der gesunde Dünndarm die physiologische Fähigkeit, den Reiz der Gärungsprodukte zu ertragen. Gleichgültig, welches die Ursache der abnorm gesteigerten Gärungsvorgänge ist, und in welchem Abschnitte des Darmes sie entstehen, es wird immer von der Reizkraft der Gärungsprodukte und von der Reizempfindlichkeit des Organs abhängen, wie der Darm darauf reagiert. Das ganze Geschehen kann sich in vorübergehend stärkerer Gasbildung und lästigem Gastreiben ohne jede merkbare Darmreizung oder in gelindem Darmreizzustand mit kurzdauernden Durchfällen auswirken. Wird aber der Darmwand durch die Gärungsprodukte stärker gereizt, und gerät der Darm in einen Zustand der Übererregbarkeit, so stellt sich bei fortdauerndem Nachschub geeigneten Nährbodens das zugunsten der Gärung verschobene Gleichgewicht der Darmflora um so schwerer wieder her, als der entzündliche Reizzustand die Gesamtperistaltik verstärkt; damit wächst die Gefahr, daß fortdauernd gärungsfähiges Material, ungenügend vorverdaut, in den Bereich der Gärungszone geschleudert wird.

Bei allem vegetabilen Materiale, welches reich ist an derberem Zellwand- und Fasermaterial, also einem aus Pentosanen und namentlich auch aus Cellulose aufgebautem Gewebe, liegen die Verhältnisse für Verdauung und Resorption der Kohlenhydrate im Dünndarme besonders ungünstig, ungünstiger beim rohen als beim gekochten, ungünstiger bei grobstückigem als bei feinverteiltem Material, ungünstiger auch bei mangelhafter Salzsäure-Pepsinverdauung als bei voll wirksamer Magenarbeit, weil der Magensaft durch Einwirkung auf die Zellkittsubstanz zum Lockern der Zellverbände wichtiges beiträgt. Die in derbe cellulosereiche Schichten eingeschlossenen Kohlenhydrate sind im Dünndarme schwer faßbar, weil ihm keine Kräfte zur Lösung und Verdauung der Cellulose und Hemicellulosen zur Verfügung stehen. Auch die Schleimhaut des Dickdarmes liefert keine solchen Kräfte, weder beim Menschen noch beim Tiere, selbst nicht beim ausgesprochenen Pflanzenfresser. **Der Celluloseabbau ist, wie wahrscheinlich auch der Abbau der Pentosane, in der gesamten Tierreihe ausschließlich bestimmten Gruppen der Darmflora vorbehalten.** Der Pflanzenfresser müßte ohne diese physiologische Symbiose einfach verhungern. Der bakterielle Abbau der Cellulose beginnt physiologischerweise erst im Cöcum, unter pathologischen Verhältnissen vielleicht schon im untersten Ileum. Was von Kohlenhydraten im Dünndarme durch cellulosehaltige Hüllen vor Verdauung und Resorption geschützt wurde, wird im Cellulosegärkessel des Dickdarmes größtenteils in Freiheit versetzt, so daß jetzt das Amylum durch Diastase verzuckert werden kann. Der entstandene Zucker wird nur teilweise als solcher resorbiert; ein anderer Teil vergärt. Nur kleine Reste von Amylum, höchstens Spuren von Zucker gelangen in den Kot. Der Umfang, in dem die Cellulose abgebaut wird, hängt von der Beschaffenheit der Darmflora ab. Ebenso wie Art und Massenentwicklung der Cellulosefresser von Tiergattung zu Tiergattung nicht die gleichen sind, verhält sich auch die Leistungsfähigkeit dieser Flora bei den einzelnen Menschen verschieden. Gewöhnung an cellulosereiche Kost verstärkt offenbar Entwicklung und Leistungsfähigkeit der Cellulosefresser. Aus darmklinischen Erfahrungen ist auch anzunehmen, daß jene Größen beim einzelnen Menschen auf- und abschwanken, woran vielleicht kleine Verschiebungen im Gemisch der Gesamtflora des Darmes schuld sind. Im ganzen ist über die Abhängigkeit der Cellulosefresser von Begleitumständen noch sehr wenig bekannt. Sicher hat auf den Leistungsausschlag die Verweildauer des Kotes im Dickdarm außerordentlich starken Einfluß. Je kümmerlicher die Cellulosefresser in ihrer Hauptbrutstätte, d. h. im Cöcum und Colon ascendens arbeiten, desto mehr verstecktes, im Dünndarm nicht ergriffenes, gärungsfähiges Kohlenhydrat gelangt in tiefere Abschnitte des Dickdarms, für welche alle Gärungsprodukte ein starkes Reizmittel sind. Dann entführt auch der Stuhlgang noch ansehnliche Mengen mikroskopisch und mikrochemisch nachweisbarer Stärke, trägt die Merkzeichen starker Gärung und namentlich Nachgärung und ist reich an den buttersäurebildenden Granulabakterien. Das sind charakteristische Eigenschaften des von Ad. Schmidt und J. Strasburger trefflich beschriebenen Gärungskotes.

Es wird uns jetzt verständlich, warum während des Krieges, wo gärungsfähige und cellulosereiche Nahrung vorherrschte, und wo sie uns auch in sehr ungeeigneter Form, z. B. in Form höchst fragwürdigen Brotmehles, entgegentrat, die Gärungskatarrhe stark zunehmen mußten und vor allem sich als äußerst hartnäckig erwiesen. Im übrigen sind zwar **akute**, einige Tage bis Wochen sich hinschleppende Gärungskatarrhe außerordentlich häufig; bei wahrhaft **chronischen** Katarrhen überwiegen aber die fäulnisdyspeptischen Formen bei weitem.

Was ich hier über die Ätiologie der Gärungskatarrhe ausführte, weicht zum Teil ganz wesentlich von der Darstellung Ad. Schmidts ab. Schmidt hatte sich auf eine Theorie versteift und glaubte dieselbe bewiesen zu haben, welche mit gewissen biologischen Grundgesetzen im Widerspruch stand. Er schrieb den Fermenten der Darmsäfte die Fähigkeit der Celluloseverdauung zu und nahm an, daß bei einer gewissen Anzahl von Menschen die körpereigene Kraft der Celluloseverdauung mangelhaft entwickelt sei. Was tatsächlich nur auf den Wechselbeziehungen zwischen cellulosehaltigen und amylumführenden Nahrungsmitteln einerseits und der jeweiligen Bakterienflora andererseits beruht, war für Schmidt eine konstitutionelle Minderwertigkeit des Individuums. Daher erschien ihm auch der Gärungsdyspeptiker theoretisch unheilbar. Schmidt mußte damit auf das therapeutisch höchst wichtige und erfolgreiche Prinzip der Abhärtung verzichten, d. h. auf das Bestreben, nach Heilung eines gärungsdyspeptischen Katarrhes den Darm auf cellulosereiche Kost planmäßig einzuschulen, was eine verhältnismäßig leichte Aufgabe ist und — physiologisch betrachtet — auf das Heranzüchten einer kräftigen, cellulosefressenden Darmflora durch Versorgung mit geeignetem Nährboden herauskommt. Natürlich mußte die eigenartige Theorie Schmidts auch in bezug auf manche Einzelfragen seine Darstellung ungünstig beeinflussen. Wenn wir aber von dem Grundfehler der Schmidtschen Theorie absehen, so läßt sich seine Darstellung der klinischen Vorgänge und Befunde doch ziemlich gut mit dem oben Berichteten vereinen.

Wer das Schicksal der Gärungsdyspeptiker Jahre hindurch aufmerksam verfolgt, muß allerdings mit Ad. Schmidt die außerordentlich starke Neigung zu Rückfällen anerkennen; d. h. wir haben sehr oft mit dem Fortbestehen einer höchst lästigen Krankheitsbereitschaft zu rechnen. Nach dem früher Besprochenen gibt es mindestens drei verschiedene Möglichkeiten als Ursache der sich fortdauernd wiederholenden krankhaften Reaktion:

1. **Überempfindlichkeit der Dünndarmschleimhaut gegenüber dem Reiz von Gärungsprodukten**, sei es, daß letztere als fertige Produkte in Form gäriger Getränke und Speisen (z. B. gärender Most, nachgärendes Bier, schlecht geratene Hefeteige und -gebäcke u. a.) in den Dünndarm gelangen, sei es, daß sie im Dünndarme selbst entstehen. Beides läßt sich, wie erwähnt, nicht ganz vermeiden, und für beides soll der normale Dünndarm bis zu gewissem Grade gerüstet sein. Nach klinischer Erfahrung dürfte die Überempfindlichkeit des Dünndarmes gegen Gärungsprodukte die weitaus häufigste Ursache für die Krankheitsbereitschaft der Gärungsdyspeptiker sein. Es steht der Annahme nichts im Wege, daß die Überempfindlichkeit konstitutionell bedingt sein kann, und wir finden in ihr den konstitutionellen Faktor, den Ad. Schmidt fälschlicherweise in Minderwertigkeit der Darmsäfte für Celluloseverdauung suchte. Wenn als krankhafte Reaktion dem Reiz der Gärungsprodukte lebhafte Darmsekretion und -peristaltik folgt, kommt es sofort zu Verschleppung reichlicher Mengen gärungsfähigen Materials in tiefere Darmabschnitte, zum Überwuchern der Gärungsvorgänge daselbst und zu einer stark verbreiterten Reizzone. Die Grundlage für das Entstehen und Fortbestehen eines Gärungskatarrhes ist damit gegeben.

2. Wir müssen mit der Möglichkeit rechnen, daß **manche Menschen im Dünndarme Gärungskeime mit besonders starker Aggressivkraft für Kohlenhydrate beherbergen**, die für gewöhnlich nur schwach entwickelt sind, d. h. gleichsam schlummern, bei günstiger Gelegenheit aber kräftig wuchern und in Wirksamkeit treten, woraus sich dann die gleichen Folgen ergeben, wie soeben beschrieben. Der biologische Unterschied besteht darin,

daß hier die Art der Gärungskeime und nicht eine körpereigentümliche Überempfindlichkeit den Ausschlag gibt.

3. **Abartung der intestinalen Darmflora in dem Sinne, daß dieselbe den einhüllenden pflanzlichen Cellulose- und Pentosangebilden gegenüber minderwertig ist.** Daß diese Vorstellung theoretisch berechtigt ist, daß das Verschleppen der in Cellulosegebilden versteckten Kohlenhydrate in tiefere Darmabschnitte die Gärungsvorgänge daselbst stark begünstigt, sie über den ganzen Dickdarm verstreut, daß diese Vorgänge Gärungskatarrhe auslösen können und vor allem zum Fortbestehen einer Gärungsdyspepsie wesentliches beitragen müssen, ist nach früher Gesagtem leicht verständlich. Die Frage ist aber sehr berechtigt, ob es mit den klinischen Tatsachen übereinstimmt, mangelhafte Celluloselösung als **hauptsächliche Ursache der Gärungsdyspepsie** so in den Vordergrund zu schieben, wie Ad. Schmidt es tat. Das Erscheinen reichlicher Pflanzenfasernester im Gärungskote kann nämlich auch von Beschleunigung des Kotlaufes abhängen, während die eigentliche Ursache der abnormen Zersetzungen in anderer Richtung zu suchen ist. Nach meinem Urteile ist dies häufiger der Fall, als Ad. Schmidt annahm. Indem Schmidt seine biologisch falsche Theorie verallgemeinerte, mußte ihm — zum mindesten für eine gewisse Anzahl von Fällen — das als **Ursache** erscheinen, was tatsächlich nur **Folgezustand** der Erkrankung war. Dafür zeugt folgende Erfahrung: Sobald man die Durchfälle des Gärungsdyspeptikers durch eine kräftige Opiumgabe stillt, nähert sich, auch ohne jegliche Änderung der Nahrung, der Cellulosegehalt des Kotes rasch normalen Werten; er steigt aber sofort wieder an, wenn die Opiumwirkung aufhört. Richtig ist freilich, daß wir bei Fäulnisdyspepsie weniger Cellulosegebilde im Kot antreffen, als bei Gärungsdyspepsie — natürlich gleiche Kost vorausgesetzt —. Dies kommt offenbar daher, daß im Fäulniskote sich starke celluloselösende Kräfte finden. Ich überzeugte mich mehrfach davon, indem ich typischen Fäulniskot im Brütofen mit pflanzlichem, gekochtem, grobfetzigem Material beschickte. Schneller als im Gärungskote zerfiel es zu einer widerstandslosen, schleimigen Masse. Dies alles läßt freilich die dringende Warnung Ad. Schmidts vor Einfuhr cellulosereicher Nahrungsmittel bei Gärungsdyspepsie unberührt, mahnt aber seine Lehre von der vorherrschenden Bedeutung schlechter Celluloselösung für die Ätiologie der Gärungskatarrhe erneuter klinisch-experimenteller Prüfung zu unterziehen.

Nachdem wir hier die Grundlagen der Krankheitsbereitschaft für Gärungskatarrhe besprochen haben, brauchen wir nicht mehr darauf einzugehen, welche einzelne Schädlichkeiten, wie Überfütterung mit gärungsfähigem Material und unzureichende Vorverdauung desselben, Anfälle von Gärungsdyspepsie auslösen können. Aufgabe der Therapie ist es nicht nur, den einzelnen Anfall zu heilen, sondern durch planmäßiges Einschulen des Darmes die erhöhte Krankheitsbereitschaft zu dämpfen und womöglich ganz zu beseitigen.

V. Grundlagen und Ursachen der Fäulnisdyspepsie.

Wir müssen uns darüber klar sein, daß Fäulnis zu den physiologischen Vorgängen im menschlichen Dickdarme gehört, aber auch nur im Dickdarme. Sie vollzieht sich an den Resten der Nahrungsproteine und ihrer Abbauprodukte und, wie die Untersuchungen der letzten Jahrzehnte dartun, besonders ausgiebig an den Proteinen der Darmsäfte. Innerhalb normaler Breite sich abspielend, bleiben diese Vorgänge unschädlich, da ihr Umfang und der Charakter der Fäulnisprodukte durch die wechselseitige Beeinflussung der Darmbakterien geregelt werden. Mit zunehmender Eintrocknung des Kotes nimmt die eigentliche Fäulnis ab.

Mit welcher Wucht und welchem Wirkungsgrade sich der Kampf ums Dasein im Dickdarme abspielt, wie vernichtend die allmähliche Verkümmerung des Nährbodens, die gegenseitige Vergiftung, die Wasserverarmung, vielleicht auch das Eingreifen der d'Herelleschen Ultramikroben einwirken, geht daraus hervor, daß — wenigstens im Normalkote — die ungeheure Mehrzahl der Bakterien abgestorben sind.

In die normale örtliche, zeitliche, quantitative und qualitative Umgrenzung der Fäulnisprozesse kann nun auf verschiedene Weise Unordnung gebracht werden.

1. **Durch das Einschleppen von darmfremden Bakterien**, die stark überwuchern und selbst starke, eiweißabbauende Eigenschaften haben. Dazu kann man den Choleravibrio rechnen, dessen Abbauwirkung freilich nicht in der Richtung liegt, die wir gewöhnlich mit Fäulnis bezeichnen.

2. **Durch Verschleppung irgendwelcher pathogener oder saprophytischer Keime in den Darm, die zwar selbst keine Fäulniserreger sind, in der Darmflora aber begünstigend auf das Gedeihen der Fäulnis oder hemmend auf das Gedeihen der Gärungskeime wirken.**

3. **Durch Einwirken von Bakterien, organischen oder anorganischen exogenen Giften auf den Darm, welche die Darmsekretion übermäßig stark und nachhaltig erregen.** In den Darm ergießt sich dann ein reichliches proteinhaltiges Sekret, das einen trefflichen Nährboden für die Fäulnisbakterien abgibt. Derartige Verhältnisse finden wir bei Ruhr, bei Paratyphus, bei Botulismus, bei Metallvergiftungen. Ähnliches kommt aber auch beim Gebrauch mancher Abführmittel vor, z. B. nach Rizinusöl, nach Kalomel, und vor allem nach Gebrauch von Bittersalzen. Es dürfte wohl jedem erfahrenen Arzte gelegentlich vorgekommen sein, daß solche Abführmittel sich nicht in 1—2 erwünschten Entleerungen auswirkten, sondern eine mehrtägige und sogar noch längere unerwünschte Durchfallsperiode nach sich zogen. Wir haben es dann stets mit einer entzündlichen Reizung des Darmes zu tun, die wahrscheinlich weniger Folge der Arzneiwirkung selbst ist, als Folge der einseitig verstärkten Fäulnis, deren Erreger auf dem reichlichen Sekret willkommenen Nährboden finden. Die Diarrhöen tragen in solchen Fällen den ausgesprochenen Charakter der Fäulnisdyspepsie. Als Ausgangspunkt für enterale Supersekretion und darauf fußende Begünstigung der Fäulnis und der Darmreizung dienen durchaus nicht bloß exogene Bakterien und Gifte, sondern auch Gifte und andere Reize, welche den Darm oder die beherrschenden Sekretionsnerven auf dem Blutwege erreichen. Dies gibt uns ein Verständnis für die breite Gruppe der anaphylaktischen Durchfälle und Darmreizzustände, mit denen wir sowohl bei Infektionskrankheiten verschiedenster Art, bei Serum- und Proteinkörpertherapie, bei den sog. Idiosynkrasien, bei Röntgenbestrahlung, bei Hitze- und Kälteschäden usw. zu rechnen haben. Dasselbe tritt uns bei den neurogen, vagohypertonisch oder psychogen ausgelösten Diarrhöen entgegen. Wenn sich alle diese Arten enteraler Supersekretion nicht in wenigen wässerigen, albuminös-mukösen Durchfällen auswirken, bei denen die Schnelligkeit des Durchlaufes die Bakterien nicht aufkommen läßt, ist der Grund gelegt für kräftiges und schädliches Überwuchern der Fäulnisflora. Nur selten und stets ganz ungewöhnliche Ernährungsverhältnisse voraussetzend, entwickeln sich unter den genannten Umständen Diarrhöen mit Gärungstypus.

4. Als Ursache fäulnisdyspeptischer Zustände müssen wir auch — so paradox es klingt — die Gärungsdyspepsie betrachten. Auch dies ist, wenn nicht

etwa unvernünftiges diätetisches Verhalten hineinspielt, Folge der Sekretionsverhältnisse. Ich habe im Laufe der Zeit eine beträchtliche Zahl von Fällen gesehen, wo ziemlich unvermittelt, meist innerhalb weniger Tage, eine ausgesprochene Gärungsdyspepsie in Fäulnisdyspepsie umschlug und diesen Charakter dann beibehielt. Dies ist dadurch zu erklären, daß bei manchen Menschen — vielleicht durch besondere Umstände bedingt, z. B. durch das Entstehen besonders stark reizender Gärungsprodukte, durch toxische oder nervöse Einflüsse u. a. — die Sekretion des Darmes außerordentlich stark zunimmt, dadurch den ganzen Nährboden der Darmflora zugunsten der Fäulniskeime umstimmend. Tatsächlich sind solche Umschläge auch stets mit Anstieg der klinischen Symptome des Darmkatarrhes verbunden. Als praktisch bedeutsam darf ich nicht unerwähnt lassen, daß ich den Umschlag des Gärungscharakters in den viel bedenklicheren und therapeutisch viel unzugänglicheren Fäulnischarakter manchmal eintreten sah, wenn man in der Einbildung, man könne dadurch die Schädlinge herauswerfen, Gärungsdurchfälle mit starken Abführmitteln behandelte. Was man sicher damit erreicht, ist doch nur starke Vermehrung der Darmsekretion.

5. Bei irgendwie bedingter Hemmung des freien Abschubes nach unten, am ausgesprochensten natürlich bei Darmokklusion, nehmen abnorme, am gestauten Inhalt sich vollziehende Zersetzungsprozesse stets Fäulnischarakter an, was durch die verstärkte Sekretion gefördert wird. Bei unvollständigem Hindernis können auch die tieferen Darmabschnitte infiziert und in Mitleidenschaft gezogen werden.

Häufiger und in stärkerem Maße, als gewöhnlich angenommen wird, verursachen auch einfache Kotstauungen, insbesondere bei der dyskinetischen, mit lokalen Spasmen verbundenen Form der Obstipation, oberhalb des Hindernisses Supersekretion, faulige Zersetzung und lokale Darmreizung. Dies äußert sich klinisch in häufigem Wechsel zwischen Verstopfung und Durchfällen; dieser Zustand wird häufig als Enterokolitis von Fäulnischarakter diagnostiziert und behandelt, während es sich in Wirklichkeit um sog. „paradoxe Durchfälle" handelt, und die Grundlage des ganzen eine Verstopfungskrankheit ist. Unter den leichteren und mittelschweren Fällen der fäulnisdyspeptischen Darmkatarrhe scheint mir diese Form einen starken Prozentsatz zu belegen. Ich selbst sehe jährlich viele Dutzende solcher Fälle, die bei richtigem diätetischem und medikamentösem Vorgehen gegen die Verstopfung als Grundleiden sehr schnell geheilt werden können (S. 13, 44).

6. Wenn ungenügend vorverdaute Nahrungsproteine in den Dickdarm gelangen, so wird derselbe ebenso wie bei enteraler Supersekretion mit einem Materiale angereichert, das der Fäulnis Vorschub leistet. Dazu kann Überfütterung mit Eiweißträgern, namentlich mit Fleisch, oder auch irgendwie verursachter, beschleunigter Durchlauf des Chymus durch den Dünndarm Anlaß geben; vor allem auch mangelhafte Vorverdauung im Magen. Wie ich vor etwa 30 Jahren in einer meiner Erstlingsarbeiten nachwies, tritt bei Mangel von Salzsäure und Pepsin der Darm, insbesondere vermöge des stark wirkenden Pankreassaftes, sehr weitgehend für den Magen ein, so daß die N-Verluste durch den Kot nicht größer sind als bei guter Pepsin-Salzsäure-Verdauung. Natürlich gilt dies nur innerhalb gewisser Grenzen, nicht aber bei starker Überlastung des Verdauungsapparates mit Eiweißträgern. Praktisch genommen ist dieser Vorbehalt doch wohl nur für wenige Fälle von Belang, weil in der Regel teils automatisch, teils durch ärztliche Verordnung starke Überfütterung mit Eiweißträgern, insbesondere mit dem hier wesentlich in Betracht kommenden Fleisch vermieden wird. Natürlich ist die Lage ungünstiger, wenn auch das Pankreas ungenügenden oder fermentschwachen Saft liefert. Dem Ausfalle

der Magenverdauung gleichsinnig wirkt oft das Bestehen einer Gastro-Enterostomose.

Wie aus der Literatur der letzten Dezennien bekannt, gibt es Fälle, wo Hypo- bzw. Achylia gastrica von funktioneller Hypo- bzw. Achylia pancreatica begleitet ist. Solche zwiefache Sub- bzw. Afermentie beruht wohl meistens auf koordinierter, zwiefacher konstitutioneller Minderwertigkeit der beiden Drüsensysteme. Derartige Menschen sind der Überschwemmung des unteren Darmes mit fäulnisfähigem Nahrungsprotein in hohem Maße ausgesetzt. Es ist bemerkenswert, daß man bei Kranken mit chronischen Fäulniskatarrhen des Darmes verhältnismäßig oft Achylia gastrica und einzelne Anhaltspunkte für gleichzeitige Hypochylia pancreatica fand. Bei der Beurteilung dieser Sachlage sollte man aber vorsichtiger sein, als man es bisher war. Die Dinge können nämlich auch so liegen, daß enterotoxische, durch abgeartete Fäulnisprozesse im Darm erzeugte Produkte auf dem Blutwege die spezifische Sekretion des Magens (und vielleicht auch des Pankreas) hemmen. Solche hämatogene Hemmungen durch Toxine sind bekannt; man erinnere sich an das Versiegen der Salzsäure bei vielen Infektionskrankheiten. Man muß also mit der Möglichkeit eines Circulus vitiosus rechnen: einerseits Gefährdung des unteren Darmes durch mangelhafte Arbeit der vorgelagerten Verdauungsdrüsen, andererseits schädliche Fernwirkung der pathologischen Vorgänge im Unterdarm auf diese vorgeschalteten Drüsen.

Wir wissen ferner, daß die ins Duodenum übertretende Salzsäure ein kräftiger Lockreiz für den Bauchspeichel ist, freilich nicht der einzige. Ob sich dauernder Mangel an Salzsäure — wie jetzt nach dem Vorgange Ad. Schmidts vielfach gelehrt wird — jemals so stark auswirkt, daß hieraus bei gesundem Pankreas auf die Dauer für diese Drüse eine funktionelle Minderleistung von praktischer Tragweite entspringt, ist mindestens zweifelhaft. Weder der positive Ausschlag der unsicheren sog. Ad. Schmidtschen „Kernprobe", noch verringerter Gehalt des Kotes an Trypsin (O. Groß u. a.) können als zwingende Beweisstücke dafür erachtet werden. Ich muß Th. Brugsch vollkommen recht geben, wenn er vor kurzem aussprach, die ganze Lehre von dieser Form funktioneller Pankreasinsuffizienz stehe noch auf sehr schwachen Füßen. Praktisch bedeutsame Formen von Pankreasinsuffizienz, wie man sie in höchst charakteristischer Weise bei Verschluß des Pankreasganges findet, werden bei den gewöhnlichen Fäulniskatarrhen des Darmes fast ausnahmslos vermißt. Die ganze Lehre von der sog., auf Hypochlorhydrie beruhenden funktionellen Pankreasinsuffizienz ist einstweilen eine sog. Doktorfrage, aber keine praktische Frage.

Von Ad. Schmidt stammt der Nachweis, daß rohes Bindegewebe, wie wir es im rohen Schabefleisch, vor allem auch geräuchertes und nach dem Räuchern nicht gekochtes Bindegewebe, wie wir es im rohen Schinken, in rheinischem Rauchfleisch, in geräuchertem Speck, in vielen Arten von Fleischwürsten usw. genießen, ohne Vorverdauung durch Pepsin-Salzsäure von Pankreas und Darmsaft nicht angegriffen werden kann. Es kämen dann mehr oder weniger große, äußerst fäulnisfähige Bindegewebsfetzen in den Bereich der Fäulniszone des Darmes, und durch diese Abänderung des Nährbodens könnten abnorme Fäulnisvorgänge mit nachfolgender Darmreizung nicht nur unterhalten, sondern auch primär ausgelöst werden. Zu Recht besteht jedenfalls das Erscheinen solcher Bindegewebsfetzen im Kote bei Achylia gastrica und bei allen Formen stark beschleunigter Magenentleerung, u. a. auch bei Gastroenterostomierten. Gregersen bezeichnet ihr Erscheinen im Kote als ebenso sicheres Beweisstück für mangelhafte Magenverdauung wie den Nachweis von Salzsäuremangel nach Probemahlzeiten. Es ist auch vollkommen gerechtfertigt, daß man jetzt auf die Warnung Ad. Schmidts hin, das früher übliche Füttern der Darmkranken mit rohem Schabefleisch und rohem Schinken unterläßt. Inwieweit aber der gelegentliche oder gewohnheitsmäßige Verzehr der oben genannten Fleischwaren dem primären Entstehen von Fäulniskatarrhen des Darmes Vorschub leistet, ist nicht bekannt. Zugunsten seiner Theorie scheint mir Ad. Schmidt in der Verdächtigung jener Waren doch viel weiter gegangen zu sein, als der Erfahrung entspricht. Wir haben es hier mit einer Frage zu tun, die nur auf Grund eines großen, sorgfältig gesichteten Materials nach den Gesetzen der Statistik gelöst werden kann. Dazu liegen noch nicht einmal die Anfänge vor.

Dem Versagen der Salzsäure bei der Verdauungsarbeit legte Ad. Schmidt eine so außerordentliche Bedeutung bei, daß er der Fäulnisdyspepsie das Beiwort „gastrogene Dyspepsie" als zweiten Namen hinzufügte, beide mehr oder weniger miteinander identifizierend. Dies war eine offenbare Übertreibung, indem andere ätiologische Bedingungen unterschätzt oder nur durch sehr gekünstelte Erörterungen der gastrogenen Theorie untergeordnet wurden. Andererseits läßt sich das Geschehen im Magen in viel breiterem Maße für die Ätiologie der Darmdyspepsien und Entzündungen verantwortlich machen, als es die Schmidtsche Theorie tut. Wenn wir von den durch endogene Reize und durch Stauung bedingten Formen enteraler Supersekretion absehen, passieren alle organisierten und nicht organisierten Darmschädlinge den Magen. Es ist fast banal, biologisch auch nicht richtig, wenn man sagt, das Durchschlüpfen der Schädlinge, insbesondere darmfremder Keime und ungenügend pepsinverdauter Ingesta sei eine Folge davon, daß der Magen zu irgendeinem Zeitpunkte wegen krankhafter Einstellung seiner Sekretion und Motilität den anvertrauten Wächterdienst ungenügend erfülle. Dieser Gedankengang setzt eine Vollkommenheit physiologischer Leistung des Magens voraus, die wir ihm theoretisch andichten, die er in Wahrheit aber gar nicht besitzt. Zwischen dem Durchschlüpfen unschädlicher und schädlicher Mengen darmgefährlichen Materials bestehen nur gradweise Unterschiede, keine grundsätzlichen Gegensätze. Wir suchen dem Magen seinen Wächterdienst zu erleichtern, indem wir die Mundhöhle rein halten, unsaubere und verdorbene Nahrungsmittel meiden, die Speisen in einer den Kräften des Verdauungsapparates angepaßten Weise zubereiten und verteilen. Jeder Verstoß gegen diese Regeln, von denen hier natürlich nur die Grundlinien genannt werden konnten, stellt Ansprüche an den Wächterdienst des Magens, denen auch das gesundeste Organ nicht völlig gewachsen ist. Denn auch bei der gewöhnlichsten Ernährungsform aller Völker läßt der gesunde Magen darmgefährliches Material täglich durch, ebenso wie schon in den ersten Lebensstunden der Darm durch Vermittlung des Magens mit einer Bakterienflora beschickt wird, die von ungeheurer symbiotischer Tragweite für die Lebensvorgänge ist. Bei der überwiegenden Mehrzahl der Menschen erkrankt der Darm nicht, weil er selbst in gewisser Breite über Schutzkräfte verfügt. Natürlich verstärkt sowohl Salzsäuremangel wie verkürzte Verweildauer der Ingesta im Magen, ebenso wie zu lange Verweildauer gestauten Inhaltes die Gefahr für den Darm wesentlich. Man kann selbstverständlich Darmstörungen, welche ganz offenkundig von krankhaften Zuständen des Magens abhängen, mit Ad. Schmidt als „gastrogen" bezeichnen. Ad. Schmidt deutete aber auch solche Fälle fauliger Dyspepsie als gastrogen, wo der Magen völlig gesund war. Er sagte: Da war eben früher einmal eine Magenstörung, die den Magen hinderte, seine Schuldigkeit zu tun. Das ist ein rein subjektives Urteil. Er hätte sagen müssen: Der Magen hat früher einmal nicht das geleistet, was ich (Ad. Schmidt) von ihm erwartete. Schmidt hat zuliebe seiner Theorie die physiologische Schutzkraft des Magens weit überschätzt. Unter der gewaltig großen Zahl von Darmentzündungen mit faulig-dyspeptischem Charakter bilden die wahrhaft gastrogenen meines Erachtens die kleine Minderzahl. Man sollte die Begriffe faulige Dyspepsie und gastrogene Dyspepsie in Zukunft nicht mehr gleich stellen. Letztere ist nur eine ganz kleine Unterabteilung der ersteren. Es ist ein übles Zeugnis gedankenlosen Nachschwätzens, daß die nur für Einzelfälle zutreffende Lehre Schmidts von der sog. gastrogenen Dyspepsie, Enterokolitis und Kolitis derart an Ausbreitung gewann, daß jetzt manche Autoren jeden Fall von chronischem Darmkatarrh, wo Salzsäure im Magen fehlt, als gastrogenen verzeichnen.

Hier ist noch daran zu erinnern, was auch Ad. Schmidt nicht entgangen war, was aber in seiner Darstellung nicht voll zur Geltung kommt, daß auch manche Fälle von Gärungsdyspepsie ausgesprochenen gastrogenen Charakters sind. Wir nahmen schon Bezug darauf (S. 20). Der Magensaft stellt für die Lösung der rohen pflanzlichen Zellkittsubstanz sehr wesentliche, wenn auch nicht ganz unentbehrliche Kräfte. Daher geht bei Anazidität, bei Supermotilität, bei Gastroenterostomierten aus rohem Gemüse und Obst und aus schlecht gebackenem grobem Mehle mancher Brocken in den Darm über, dessen Zellverbände dort ungenügend gelockert werden und reichlich gärungsfähiges Material in die tieferen Abschnitte verschleppen. Ich möchte sogar den heute noch paradox klingenden Satz aufstellen, daß — mindestens unter den akuten Krankheitsformen — weit mehr gärungsdyspeptische als fäulnisdyspeptische Darmkatarrhe im Schmidtschen Sinne gastrogen sind, d. h. zeitweiliger Überfütterung, zeitweiligem Abschub schlecht verdauten Materials in den Darm oder sonstigem Versagen des Magens ihren Ursprung verdanken.

In der obigen Zusammenstellung über die Ursache der Fäulnisdyspepsie wurde zwar nicht alles, sicher aber das wichtigste und häufigste betreffs ihrer Pathogenese erwähnt. Wenn in dem bakteriellen Abbaukessel des Darmes einmal die Fäulnisvorgänge die Oberhand gewonnen haben, und wenn sich das Gleichgewicht der Darmflora nicht alsbald wiederherstellt, besteht erfahrungsgemäß die Gefahr, daß sich dies überaus lange hinzieht und vielleicht dauernd so bleibt.

Die Therapie findet viel weniger Angriffspunkte als bei Gärungstherapie. Hier ist es sehr leicht, dem Darm jedes Material, an dem sich Gärungen abspielen könnten, abzusperren und damit die Gärungsreizkörper auszuschalten.

Bei fäulnisdyspeptischen Vorgängen besteht ein Circulus vitiosus. Die Supersekretion des Darmes liefert reichlichen Nährboden: die auf ihm im Übermaß entstehenden quantitativ und vielleicht auch qualitativ abgearteten Fäulnisprodukte reizen die Schleimhaut, und diese antwortet mit erneuter Supersekretion. Aus der Chemie und Bakteriologie des Kotes bei fäulnisdyspeptischen Zuständen, die beide noch manches Rätsel zu lösen haben, geht als wahrscheinlich hervor, daß mit dem qualitativen Überwuchern der Fäulniskeime auch die artliche Zusammensetzung der Fäulnisflora des Darmes sich verschiebt, so daß andere Gruppen als normal in den Vordergrund treten. Dann muß natürlich auch das Gemisch der Fäulnisprodukte ein anderes werden, und es können Stoffe entstehen, die nicht nur lokale Reizwirkung, sondern auch üble toxische Fernwirkung entfalten, u. a. auch schwere Anämien bedingen (cf. S. 17). Daran brauchen darmfremde Eindringlinge gar nicht beteiligt zu sein. Die Umstellung der heimatberechtigten Darmflora erklärt die Vorgänge zur Genüge. Welche besonderen Bakterien die Hauptübeltäter sind, ist sicher von Fall zu Fall verschieden. Ich verweise auf die Arbeiten von Seyderhelm über Erzeugung von schweren Anämien durch Bakterienprodukte (Proteosen).

Ich habe früher erwähnt, man dürfe klinisch nicht mit Ad. Schmidt zwischen enteraler Dyspepsie und Darmkatarrh eine Grenze ziehen (S. 8). Dies gilt für fäulnisdyspeptische Darmstörungen in noch weit höherem Grade als für Gärungsdyspepsie. Wollte man mit Ad. Schmidt das Vorhandensein bzw. Fehlen von Schleim und Eiter als Kriterium beibehalten, so würde man sehr viele leichte und schwere Fälle wahrer Darmentzündung verkennen. Ich erinnere mich z. B. mehrerer Fälle schwerster, tödlich verlaufener Kolitis, wo lange Zeit hindurch die tägliche Untersuchung der Dejekte weder Schleim noch Eiter sicher erkennen ließen. Nach meinem klinischen Urteil nehme ich an, daß es wahre Fäulnisdyspepsie, die man natürlich nicht mit gelegentlicher stürmischer, pharmakodynamisch, toxisch oder nervös bedingter Ausstoßung breiig-flüssigen Dickdarminhaltes verwechseln darf, ohne entzündliche, zum mindesten oberflächlich katarrhalische Reizung der Darmschleimhaut gar nicht gibt. Die chronische Fäulnisdyspepsie als Krankheit sui generis ohne jede entzündliche Beteiligung der Schleimhaut im Sinne Ad. Schmidts sollte man aus dem Krankheitsregister wieder streichen.

VI. Therapie der Darmkatarrhe.[1]

Die vorgebrachten Ausführungen eröffnen ohne weiteres das Verständnis für die Ziele des therapeutischen Handelns. Als ich eingangs sagte, ich wollte mich bei meiner Darstellung an Ad. Schmidt anlehnen, fügte ich hinzu, ich würde in den Abschnitten über allgemeine Pathologie, Ätiologie und Pathogenese der Durchfallskrankheiten an den Schmidtschen Lehren manche Kritik zu üben haben; das geschah. Um so rückhaltloser ist anzuerkennen, daß wir die Grundlagen der neuen Wege, welche die Therapie jetzt geht, ihm verdanken. Freilich hat Schmidt nicht überall die letzten, praktisch möglichen und nötigen Konsequenzen gezogen, ließ sich vielfach von seinen Theorien hemmen und ließ anderenorts die nötige Kritik vermissen, so daß sehr vieles schärfer zu fassen und weiter auszubauen übrig blieb.

Als oberster Grundsatz für alle hier in Betracht kommenden Darmkrankheiten muß gelten, daß man der pathologisch eingestellten Darmflora den Nährboden möglichst entziehen soll.

1. **Hungertage.** Als überaus wirksam, sowohl bei akuter wie bei chronischer Krankheit, sowohl bei Gärungs- wie bei Fäulnischarakter derselben bewährt sich das völlige Fasten, eine ganz uralte Wahrheit, die aber leider vergessen wurde und sich bis heute noch nicht in der allgemeinen Praxis die gebührende Geltung zurückeroberte. Je nach Umständen eröffne man die Behandlung mit 1—3 Fasttagen, selbstverständlich mit Bettruhe, an welchen man nur kleine Mengen leeren Tee gestattet. In schweren Fällen soll man auch dies nicht tun; man lasse nur den Mund spülen und führe die notwendige Flüssigkeit wie bei Cholera mittels subkutaner oder viel besser mittels intravenöser Infusion zu. Dafür eignet sich am besten Normosal- oder etwa 6%ige Traubenzuckerlösung. Nach Bedarf werden kleine Mengen von Strophantin oder Suprarenin hinzugefügt. Wer Hungertherapie planmäßig und ohne die gänzlich unbegründete Furcht vor bedenklichem Kräfteverfall durchführt, wird nicht nur in akuten Fällen sofortige und restlose Heilungen erleben, sondern auch in chronischen Fällen häufig sehen, daß die ganze Wucht der Krankheit gebrochen ist und sofort nach den Fasttagen eine Periode erfreulicher Rekonvaleszenz beginnt. Zum mindesten begünstigt man durch die einleitenden Fasttage die Wirksamkeit weiterer Maßnahmen.

2. **Vorschalten des Probekost-Verfahrens.** In akuten Fällen wird man sich natürlich nicht damit aufhalten, den Fasttagen das umständliche Probekost-

Verfahren vorauszuschicken. In chronischen Fällen ist es freilich immer ratsam, wenn die Sachlage nicht ohne weiteres klar ist (S. 16). Ich erwähnte früher, daß manchmal auch ohne Probekost-Verfahren dem Kundigen gar kein Irrtum möglich ist.

So wertvoll das Probekost-Verfahren auch ist, darf ich es hier doch nicht ohne Worte der Kritik erwähnen. Die von Ad. Schmidt vorgeschriebenen 3 Probetage genügen in zahlreichen Fällen nicht, sondern müssen auf 5 Tage erweitert werden. Das Vorausschicken eines einzelnen Fasttages trägt zu rascherer Klärung manches bei. Doch ist die diagnostische Verwertung der Kotbefunde bei weitem nicht so einfach und selbstverständlich, wie die meisten Ärzte glauben. Ad. Schmidt glaubte anfangs und betonte dies noch vor 10 Jahren in der „Klinik der Darmkrankheiten, I. Auflage", daß er mit dem Probekost-Verfahren ein Diagnostikum geschaffen habe, welches für jeden mit einfachsten Hilfsmitteln ausgestatteten Stadt- und Landarzt ein bequemes und zuverlässiges Rüstzeug sei. Wie, auf meine Bedenken hin, Schmidt mir etwa 1 Jahr vor seinem Tode zugab, wurde er selbst an diesem zuversichtlichen Glauben später wieder irre. Das Verfahren setzt doch große persönliche Erfahrung und Übung und — von den immerhin seltenen extremen Ausschlägen des Kotbefundes abgesehen — vor allem auch stetes planmäßiges Zusammenwirken von klinischer Beobachtung und Laboratoriumsarbeit voraus. Ganz von selbst hat sich seit langem bei den Ärzten die Gewohnheit herausgebildet, den auf Probekost entfallenden Kot diagnostischen Instituten zuzusenden. So gewissenhaft dort auch die Kotuntersuchung vorgenommen wird, ist doch kein sicherer Verlaß auf deren diagnostische Ausbeute als Unterlage der Therapie. Zwischen Kotentleerung und Untersuchung vergeht meist viel Zeit. Es kommt häufig vor, daß inzwischen die etwaigen Gärungsvorgänge abgelaufen sind, oder daß durch nachträgliches Überwuchern der Fäulniskeime die Gärungserreger abgetötet oder mindestens stark gelähmt worden sind. Wie ich selbst oftmals feststellte, lassen dann die Befunde jeden sicheren Anhalt für Gärungsdyspepsie vermissen, während tatsächlich Gärungsdyspepsie als Grundleiden vorliegt und, wie früher dargelegt (S. 16), die beigemischten und jetzt alleinherrschenden Merkmale der Fäulnisdyspepsie nur sekundäre Folge überhasteten Kotlaufes sind. Daraus soll den diagnostischen Instituten kein Vorwurf gemacht werden. Die Ursache des Irrtums liegt darin, daß man dem Verfahren mehr zutraut, als es zu leisten vermag. Weiterhin ist zu beanstanden, daß sich der Arzt fast immer mit den Ergebnissen einer einzelnen kurzfristigen Probekost-Periode begnügt und daraufhin nun wochenlang und länger seine Therapie aufbaut. Daß in den weitaus wichtigsten chronischen Fällen inzwischen häufig Umschläge eintreten, die durch einfache Besichtigung des Kotes nicht erkennbar sind, wird dabei vernachlässigt. So kommt es, daß ein einmaliges falsches, aber auch ein für den Augenblick richtiges, für später aber nicht mehr zutreffendes Resultat entscheidenden, aber unheilvollen Einfluß auf die Therapie gewinnt, und daß man mit zunehmender Häufigkeit von den praktischen Ärzten hört, sie hätten das Vertrauen zu dem Probekost-Verfahren ganz verloren. Das Mißtrauen ist berechtigt, wenn man sich nur auf wenige Einzelanalysen stützt; als Führer bei planmäßiger klinischer Beobachtung und Behandlung hat sich das Verfahren aber trefflich bewährt.

An die Probekost-Periode schließen sich die oben geforderten Fasttage. Ich weiche darin von Ad. Schmidt ab, der aus der Probekost sofort die weitere Diät zu entwickeln pflegte, wie er überhaupt die außerordentliche therapeutische Bedeutung der Fasttage bei chronischen Darmkatarrhen der Erwachsenen viel zu niedrig bewertete. Erst bei Vorausschicken und öfterem

Wiedereinschalten kurzer Fastperioden erzwingt die diätetische Behandlung chronischer Darmkatarrhe die Erfolge, zu denen sie befähigt ist.

Nach den Hungertagen scheidet sich die diätetische Therapie je nach dem aufgedeckten Charakter der pathologischen Zersetzungen.

VII. Behandlung der gärungsdyspeptischen Zustände.

Bei Gärungstherapie schalten wir zunächst sämtliche Kohlenhydrate aus der Kost aus. Die Gärungserreger sollen ausgehungert werden. Es steht ihnen jetzt nur das Kohlenhydrat zu Gebote, welches aus den Proteinen und dem Muzin der Darmsekrete abgespalten wird. Das genügt, diese wichtigen Keime vor gänzlichem Untergang zu bewahren.

Von den Kohlenhydratgruppen des Nahrungseiweißes dürfte kaum etwas bis in die unteren Abschnitte des Ileum gelangen. Die Kost hat gewisse Verwandtschaft mit allerstrengster Diabetikerkost. Man darf sich nicht wundern, wenn der völligen Kohlenhydratentziehung eine nicht unbeträchtliche Azetonurie folgt. Auch Oxybuttersäure erscheint nicht selten im Harn. Irgendwelche Gefahren drohen von dieser Form der Ketonämie nicht.

Bei Gärungsdyspepsie besteht gewöhnlich kein Ekel vor Nahrungsaufnahme, oft sogar Appetit. Daher wird häufig allzu früh zuliebe des Hungergefühles und aus Furcht vor Unterernährung zuviel Nahrung angeboten. Das ist ein Fehler. Die Schleimhaut befindet sich in einem Reizzustande, und nur allzu leicht beantwortet sie fürs erste noch jegliche reichliche Nahrungszufuhr, gleichgültig welcher Art, mit beschleunigter Entleerung des Chymus in den Dickdarm und vor allem mit Supersekretion. Damit sind die Grundlagen für das Entstehen einer Fäulnisdyspepsie gegeben, die um so leichter entsteht, als jetzt, bei Ausfall der Gärungskeime, die entgegengesetzte Flora leichtes Spiel hat. Ich habe diesen unwillkommenen, jähen, durch unvorsichtiges Vorgehen bedingten Umschlag anfangs ziemlich häufig gesehen, habe ihn auch übrigens einmal am eigenen Leibe erlebt.

1. Gestaltung der Kost. Die geeignetsten Nahrungsmittel für den Beginn sind: Tee ohne Zutat, mäßig starke Fleischbrühe mit lockeren Gerinnseln von Eierklarschnee und Plasmon unter Zusatz von etwas Eidotter, vor allem auch frischer, in ganz kaltem Wasser ausgewaschener Topfenkäse den man mit etwas Zimmet würzt. Dies alles wird in kleinen Einzelmengen zweistündlich über den Tag verteilt.

Nach 3—4 Tagen ist die weitaus beste Ergänzung dieser schmalen Kost dreitägiger Kefir, der nur noch kleine Mengen, sicher schon im oberen Dünndarme verschwindenden Milchzuckers enthält. Auch die sog. Eiweißmilch, wie sie bei den Gärungsdyspepsien der Säuglinge in Gebrauch ist, darf benützt werden. Gewöhnliche Milch und alle anderen Abarten der Milch, u. a. auch Ya-Urt, sind ungeeignet, weil sie viel zu viel Milchzucker enthalten. Mittels des Kefirs gelangt man schon bald, wenn auch nur vorsichtig steigend, zu ganz ansehnlichen Nährwerten. Weiterhin erhöht man dieselben durch Zulage von 2—3 weichgekochten Eiern, von lockeren Aufläufen aus Ei und Käse, von kleinen Mengen Emmentaler Käses, der gut gekaut werden muß, von Knochenmark zur Fleischbrühe. Diese kohlenhydratfreie Kost zieht sich, vom Ende der Hungerperiode an gerechnet, etwa 10—14 Tage hin. Abweichend von dem Vorgehen anderer und eigener früherer Gepflogenheit verzichte ich in dieser, für den Gesamterfolg maßgebenden Behandlungsperiode auf Fleisch jeder Art. Fleisch bringt offenbar stärkere Reize als andere Proteinträger in den Darm und stößt, zu früh gegeben, manchmal das bisher Erreichte um. Die entstehende Störung verläuft dann nach dem Charakter der Fäulnisdyspepsie.

Fleisch folgt erst, nachdem eine mindestens 8 tägige, meist zweiwöchige Periode zwischengeschoben ist, in welcher langsam steigende Mengen von Zucker, glatten Suppen, Breien und Flammeris mit sehr feinen Mehlen und später von feinem Weizengebäck als Grundlage die vorausgegangene Kost ergänzen und teilweise ersetzen. Als Übergang zum eigentlichen Weizengebäck zog ich öfters mit Vorteil die aus der Diabetikerkost bekannten Luftbrötchen heran, die aus reinem Kleber mit geringem Zusatz allerfeinsten Mehles hergestellt werden und vor allem zu bequemer Unterlage für Butter und Käse dienen. Nicht alle Sorten eignen sich; die Brötchen müssen sehr locker gebacken sein (Marke von Otto Krumm A.-G. in Stuttgart). Als Übergang zur Milch eignen sich die äußerst kohlenhydratarmen Formen sog. vegetabiler Milch (Mandelmilch, Paranußmilch, Soyamamilch aus Sojabohne). Etwas später darf auch Milch, anfangs wenig, später mehr zum Bereiten der Speisen herangezogen werden. Da man es um diese Zeit nicht mehr mit Durchfällen und auch nicht mit krankhaft erregter Dünndarmperistaltik zu tun hat, darf man sicher sein, daß die offen daliegenden Kohlenhydrate der soeben erwähnten Speisen im Dünndarm völlig verdaut und resorbiert werden. Jetzt erst folgt in gleichfalls langsam steigender Menge Fleisch, auf dessen zarte Beschaffenheit man bedacht sei, während die Tiergattung, wovon es stammt, ziemlich gleichgültig ist. Auch zarter gekochter Schinken ist erlaubt. Alsbald läßt sich durch feine Weizengebäcke verschiedener Art, Kartoffelbrei, Reis und Nudelspeisen die Kost abwechslungsreicher gestalten. Es fehlen jetzt nur noch die cellulosereichen Nahrungsmittel, also alle Gemüse im engeren Sinne des Wortes, alle Früchte und Brot aus gröberem Mehle. Warum gerade diese bedenklich sind, ward früher erörtert (S. 19). In welcher Reihen- und Zeitfolge die einzelnen Glieder dieser Gruppe sich folgen, läßt sich allgemeingültig nicht beantworten. Fast wichtiger als die Auswahl ist die Zubereitungsart. Man soll anfangs das gut gar gekochte Material durch feinste Siebe treiben, wodurch alle gröberen Brocken und Fasern ausscheiden. Von cellulosereichen Nahrungsmitteln wird meiner Erfahrung nach gut ausgebackenes Weizen-Grahambrot weitaus am besten vertragen. Mit diesem pflege ich seit mehr als 10 Jahren den Gärungsdyspeptiker wieder an cellulosehaltiges Material zu gewöhnen oder mit anderen Worten seine celluloseabbauende Darmflora wieder heranzuzüchten. Erst wenn das Grahambrot in Tagesmengen von 150—200 g ohne jeden Nachteil vertragen wird, lasse ich auf das Durchsieben gekochter Gemüse und Früchte verzichten. Während Fruchtsäfte schon bald erlaubt sind, folgen rohe Früchte und Gemüse, vor allem auch grobes Roggenbrot jeder Art erst ganz spät, wenn die eigentliche Behandlung längst abgeschlossen ist, und wenn man von Genesung reden darf. Nicht darauf zu verzichten, vielmehr den Darm langsam auch an diese Stoffe zu gewöhnen, ist aber praktisch von größtem Belang. Nur so sichert man ihn vor neuer Gefährdung durch die wechselreiche und unberechenbare Kost des täglichen Lebens.

Ergänzend habe ich zur Behandlung der Gärungskatarrhe einiges nachzutragen:

2. **Opium.** Abweichend von anderen Autoren empfehle ich dringend, während der ersten 8—10 Tage nach der einleitenden Hungerkur den regelmäßigen Gebrauch kleiner Opiumgaben. Es soll damit der Transport des Chymus durch den Dünndarm verzögert werden, womit man die Gefahr des Verschleppens ungenügend vorverdauten Materials in tiefere Abschnitte und das Fortbestehen der enteralen Supersekretion wesentlich verringert.

Anschließend sei bemerkt, daß man chronische Gärungsdyspepsie, im Gegensatz zu Fäulnisdyspepsie, manchmal schon allein durch längere Opiumbehandlung, begleitet von sehr milden diätetischen Schonungsmaßregeln, wie Ausschluß roher Gemüse und Früchte und groben Roggenbrotes, zu endgültiger Heilung bringt.

3. **Calcium carbonicum.** Außer Opium, das neben der diätetischen Behandlung zwar entbehrt werden kann, auf das man aber wegen seines die Heilung beschleunigenden Einflusses doch nicht grundsätzlich verzichten sollte, ist als einziges wichtiges Medikament das Calcium carbonicum zu nennen. Man soll es zeitlich von dem Opium trennen, indem man die erforderliche Opiumgabe spät abends vor dem Schlafengehen reicht, den kohlensauren Kalk aber in 4—5 Dosen zu je 2 g über den Tag verteilt. Von dem kohlensauren Kalke wird selbst bei superazidem Magensafte immer nur ein Teil im Magen mit Salzsäure abgesättigt; ein anderer Teil entweicht in den Darm, und dort fängt er alle überschüssige, durch Gärung entstehende organische Säure ab. Er schaltet damit starke Reizkörper aus, die bei Übererregbarkeit des neuromuskulären und des sekretorischen Darmapparates die Peristaltik und die Sekretion allzu stark anregen und damit den Zielen der Gesamttherapie entgegenarbeiten. Daß das vor Säureüberschuß schützende Erdalkali bei Tagesgaben von 8—10 g den Darminhalt bis zum Ende begleitet, zeigt das Aufbrausen des Kotes beim Überschütten mit Salzsäure. Ich erinnere daran, daß Kalk eines der ältesten und bewährtesten Arzneimittel bei Durchfallskrankheiten ist, namentlich in der Kinderheilkunde in Form der Aqua calcis. Bei den Gärungskatarrhen der Erwachsenen wirkt Aqua calcis aber viel zu schwach.

4. **Einschalten von Fasttagen.** Sobald die geringsten Störungen im Heilungsverlaufe der chronischen Gärungskatarrhe vorkommen, schaltet man mindestens einen Fasttag ein und weiche mit der Nahrungszufuhr wieder stark zurück. Ich gehe gewöhnlich weiter und verordne in allen von vornherein schwereren Fällen als zweimonatige Nachkur schon der Vorsicht halber, auch bei gutem Gang der Dinge, etwa aller 8 bis 10 Tage einen Hungertag, der natürlich völlige Bettruhe bedingt.

Ich habe hier die Behandlung langwieriger, bzw. anfallsweise häufig sich wiederholender mittelschwerer und schwerer Gärungskatarrhe skizziert. Sie ist fast ganz auf Diätetik aufgebaut. Auf die ernährungstechnischen Einzelheiten und Kunstgriffe kann ich hier natürlich um so weniger eingehen, als sie von Fall zu Fall wechseln. Ebensowenig kann ich hier allerlei Nebenhilfsmittel besprechen, wie z. B. hydrotherapeutische Maßnahmen, die ich als brauchbare Teilstücke der Gesamttherapie keineswegs unterschätze.

5. **Aussichten der Behandlung.** Im Gegensatz zu Ad. Schmidts eigener Meinung und häufig auch von anderen vorgebrachter Ansicht muß ich auf Grund meiner erweiterten Erfahrung behaupten, daß bei vorsichtigem und planmäßigem Vorgehen chronische Gärungsdyspepsie und -katarrh in weitaus den meisten Fällen nicht nur leicht und sicher zu heilen ist, sondern durch nachfolgendes Einschulen des Darmes zu solchem Grade der Genesung gebracht werden kann, daß der frühere Dyspeptiker allen Nahrungsmitteln und Kostformen nicht schutzloser als ein Gesunder gegenübersteht. Freilich muß ich für eine gewisse Anzahl von Fällen das lange, unter Umständen dauernde Fortbestehen einer auffälligen und höchst lästigen Krankheitsbereitschaft anerkennen, so daß man über eine bald mehr, bald weniger eingeengte Kost niemals herauskommt. Um dies zu verstehen, muß man sich der früheren Ausführungen über Krankheitsbereitschaft erinnern (S. 20). Von den sie beherrschenden Größen scheint die konstitutionell bedingte oder später erworbene Überempfindlichkeit des Darmes, namentlich des Dünndarmes gegen Zucker, Pflanzensäuren und auch gegen andere pflanzliche Extraktivstoffe, besonders auch gegen Produkte frischer Gärung die weitaus wichtigste zu sein. Der Übertritt solcher Reize aus den oberen Wegen in den Darm läßt

sich niemals ganz verhüten. Wir alle kennen Personen, bei denen sich schon Viertel- oder Halbestunden nach dem Genuß gärenden Mostes oder frischen Obstes wilde Zustände von Gärungsdyspepsie entwickeln, die sich unter Umständen Tage und Wochen hindurch fortschleppen. So etwas ist ohne die Annahme besonderer Überempfindlichkeit gar nicht zu erklären. Diesen Überempfindlichen kann man oft nachdrücklich nützen, wenn man sie nach vorausgegangener planmäßiger Diätkur noch monate- und selbst jahrelang täglich mehrmals kohlensauren Kalk nehmen läßt.

Immerhin gehören die besonders schweren und hartnäckigen Formen der Gärungskatarrhe zu den seltenen Ausnahmen. In der Regel wird man mit den Gärungskatarrhen zwar nicht gerade leicht, aber doch sicher fertig. Die Kurdauer beträgt in leichteren und mittleren Fällen des chronischen Leidens etwa 3 Wochen, in schwereren Fällen 4—6 Wochen. Diese Zeit auf klinische Behandlung eines Leidens zu verwenden, welches beim Erwachsenen zwar kaum schwere sekundäre Intoxikation bringt, aber durch sehr wesentliche, die Schranken der Diabeteskost noch übertreffende Einengung der Ernährungsmöglichkeiten dem Körper auf die Dauer stark zusetzt, und — unvollständig geheilt — bei jeder Unvorsichtigkeit wieder neu aufflammt, muß doch als lohnend bezeichnet werden.

VIII. Behandlung der fäulnisdyspeptischen Zustände.

Bei Fäulnisdyspepsien können wir — wie früher schon erwähnt (S. 21) — das Material, an welchem sich die pathologisch abgearteten Zersetzungsvorgänge abspielen, und aus denen dann Entzündung erregende, unterhaltende und steigernde Reizkörper entstehen, nicht wie bei Gärungsdyspepsie ausschalten. **Der Nährboden entstammt ja nicht nur der Nahrung, sondern in wahrscheinlich größerem Umfange den Darmsäften und den Sekreten etwaiger Wundflächen.** Unter Umständen wird die Darmwand selbst angefressen, z. B. bei der ulzerösen Kolitis. Wir wollen uns hier aber nur auf solche Formen beschränken, die innerhalb der Grenzen der Heilbarkeit durch innere Behandlung liegen, also im wesentlichen auf das, was man noch mit dem Namen „Darmkatarrh" oder „Enterokolitis" decken kann. Von der „Colitis gravis", die vielleicht auch ätiologisch, sicher aber klinisch eine Sonderstellung einnimmt, sehen wir hier ab. Jedoch müssen wir uns daran erinnern, daß die Fäulniskatarrhe in ihren leichteren und mittelschweren Formen sich nach Maßgabe der klinischen Zeichen in der Hauptsache auf den Dickdarm beschränken, in ihren schwereren Formen allerdings auf den Dünndarm übergreifend. An verstärkter Peristaltik ist freilich der Dünndarm wohl immer, wahrscheinlich auch an verstärkter Sekretion, mitbeteiligt.

Obwohl die Handhabe eine viel unsicherere ist, muß, wie bei den Gärungskatarrhen, doch unser Bestreben darauf gerichtet sein, die **schädliche Darmflora auszuhungern. Dies läuft hinaus auf Fernhalten fäulnisfähiger Nahrung und vor allem auf Unterdrückung der Supersekretion.** Was wir im Hinblick auf dies letztere mit Arzneimittel leisten können, ist sehr gering. Über die arzneiliche Therapie habe ich später im Zusammenhang, mehr kritisch als aufbauend, zu sprechen. Der Schwerpunkt der Behandlung liegt auch hier bei der Diätetik.

1. **Hungertage.** Die einleitenden Hungertage sind hier noch wichtiger als bei Gärungsdyspepsie. Es gibt kein anderes Verfahren, welches der Supersekretion des Darmes so kräftig entgegentritt. In akuten und selbst noch in etwas verschleppten leichteren Fällen treffen wir mit 2—3 Hungertagen, verbunden mit Bettruhe und heißen Einpackungen des Bauches, das Übel an der

Wurzel und stehen am Ende dieser Kur bereits am Ende der ganzen Krankheit, so daß wir zwar vorsichtig, aber gefahrlos eine einfache, vollkommen ausreichende Kost aufbauen können. Doch auch in schwereren und alteingeschliffenen Fällen bringen diese Hungertage fast immer eine günstige Wendung, die sich in schnellem Nachlassen der Durchfälle, der Darmunruhe und etwaiger quälender Darmkoliken kundgibt. Bei den schweren Darmkatarrhen vom Fäulnischarakter haben wir es oft mit sehr heruntergekommenen und auch toxisch geschädigten Menschen zu tun. Selbst für diese sind die Hungertage mit ihrem günstigen Einfluß auf den Darm letzten Endes viel schonender als das unentwegte Fortführen der meist üblichen sog. schonenden, aber doch noch reizenden und quantitativ gänzlich unzureichenden Kost, die man fast als Scheinernährung bezeichnen muß. Ich habe in schweren Fällen chronischer Fäulniskatarrhe die Hungerkur unter Zuhilfenahme von intravenösen Zuckerinfusionen mit bestem Erfolge, selbst bei ausgemergelten Kranken, durchgeführt, deren jämmerlicher Ernährungszustand Nahrungszufuhr gebieterisch zu fordern schien.

2. **Zuckerkost.** Im Anschluß an die Hungertage hat sich nun ein Verfahren bewährt, das von mir und H. Salomon schon vor 12 Jahren an der I. Medizinischen Klinik in Wien ausgearbeitet (Salomon-Wallace, Med. Klinik 1909, Nr. 16), von uns später mehrfach wieder empfohlen wurde (C. v. Noorden-H. Salomon, Allgemeine Diätetik 1920; Ad. Schmidt-C. v. Noorden, Klinik der Darmkrankheiten, II. Auflage 1921), aber doch nicht die gebührende Beachtung fand. Es besteht in ausschließlicher Ernährung mit gewöhnlichem Zucker, gelöst in gekochtem Wasser. Man beginnt mit $10^0/_0$iger und steigt allmählich auf $15^0/_0$ige Lösung. Am ersten Tage gelangt man auf 80—100, am zweiten, dritten und vierten Tage auf 150—200 g Zucker. Das sind ansehnliche Nährwerte, die man mit Amylaceen nicht erreichen könnte, ohne den Darm sehr stark zu belasten. Diese Nahrung wird zweistündlich verteilt. Der Zucker wird schon im Magen, vollständiger in den oberen Abschnitten des Dünndarmes resorbiert. Auch das Wasser saugt der Darm des durch die vorausgegangenen Hungertage ausgetrockneten Körpers gierig auf. Theoretisch könnte man befürchten, der Zucker reize den Darm. Die Erfahrung spricht dagegen. Die praktisch erwiesene Reizlosigkeit der Zuckerkost erklärt sich daraus, daß die Schleimhaut des Dünndarmes durch das vorausgegangene Fasten wesentlich an Reizbarkeit verloren hat. Wenn dennoch Zucker in tiefere, noch stärker erregbare Abschnitte gelangt, so fördert er mehr das Wachstum der Fäulnisantagonisten, als die Mikroben der Fäulnisflora. Es gibt nach unseren, jetzt sehr ausgedehnten Erfahrungen nur wenige Fälle, wo Zuckerkost erregend statt beruhigend auf einen an fäulnisdyspeptischem Katarrh erkrankten Darm einwirkt. Ich halte allerdings das Vorausschicken der Hungertage für Bedingung guten Erfolges.

3. **Milch und Schleimsuppenkost.** Nach 3—4 Zuckertagen darf man die Kost umstellen, entweder auf Milch oder auf Schleimsuppen aus sehr feinen Zerealienmehlen. Mit echter Milch freilich muß man zurückhalten. Bei Gärungsdyspepsie wirkt frühzeitiger Übergang zu gewöhnlicher Milch fast immer ungünstig. Bei fäulnisdyspeptischen Zuständen sind die Ausschläge sehr verschieden. Manche Patienten vertragen sie vortrefflich, und man kann bei ihnen alsbald eine bekömmliche und vollkommen ausreichende Kost aus Milch, Schleimsuppen und Butter und aus Gerichten von Milch mit feinsten Zerealienmehlen und Zucker errichten. Für andere Patienten ist die gewöhnliche Milch ein zu starker, schnell wirkender Sekretionserreger, und man kommt mit Abarten der Milch bedeutend weiter. Zu erwähnen sind dreitägiger Kefir, Buttermilch und saure Milch, letztere aus Gründen der Reinlichkeit am besten in Form

von Ya-Urt. Der diätetisch wichtige Unterschied zwischen gewöhnlicher Sauermilch und Ya-Urt besteht nur darin, daß wir bei Sauermilch auf die Anwesenheit schädlicher, wilder Keime gefaßt sein müssen, während beim Herstellen von Ya-Urt die Milch vorher durch Kochen sterilisiert und dann mit erfahrungsgemäß unschuldigen Milchzuckervergärern beschickt ist; auch wird das Gerinnsel unter Einfluß der künstlich zugesetzten Keime entschieden lockerer. Mit Milch und ihren Abarten tritt zum ersten Male Protein in die Kost ein, aber in Form von Kasein, das von allen Eiweißkörpern am wenigsten zur Fäulnis neigt. Gleichzeitig arbeiten die Milchsäurebazillen und die Milchsäure selbst den fauligen Zersetzungen entgegen. Wenigstens für den Dünndarm dürfen wir dies mit Sicherheit annehmen, während der von E. Metschnikoff u. a. behauptete Einfluß der Ya-Urt-Bazillen und ähnlicher Mikroben auf die Fäulnisvorgänge im Dickdarm unbedingt abzulehnen ist. Der Nährwert der Ya-Urt-Milch kann durch Zugabe von frischem Topfenkäse oder von Ya-Urt-Käse ohne Bedenken erhöht werden. Jedenfalls führen wir mit solchem Material Nahrungsmittel zu, deren wesentliche Bestandteile schon im Dünndarme vollkommen verdaut und resorbiert werden und nur wenig Reizkörper in den viel stärker gefährdeten Dickdarm liefern. Später erweitert Zugabe von Gebäck aus sehr feinem Weizenmehl mit Butter, ferner Kochreis die Ya-Urt-Milch und -Käsekost. Man kann damit den Kalorienbedarf mehr als vollständig decken.

Wenn Milch und ihre Abarten nicht gut vertragen werden, was im Anfang ziemlich oft vorkommt, so muß man der Milchkost eine 3—5 tägige Periode mit Suppen oder feinst durchgeschlagenen Breien aus aufgeschlossenen Mehlen vorschalten, wie man sie bei kleinen Kindern benützt (Nestlé-Kindermehl u. ä., ferner Rakahout, das in Deutschland von der Hirschapotheke in Frankfurt a. M. in noch größerer Feinheit als das Originalpräparat hergestellt wird). Früher bediente ich mich mit Vorliebe eines überaus feinen, nur zu 30% des Kornes ausgemahlenen Gerstenmehles. Dieses Mehl, das mir bei fäulnisdyspeptischen Zuständen bekömmlicher erschien als feines Hafermehl, ist leider nicht mehr erhältlich.

Unter allen Umständen ist ein sehr vorsichtiges tastendes Vorgehen unbedingt geboten. Jede Überstürzung wirkt als Reiz und regt die unterdrückte Supersekretion von neuem an. Etwaige Rückschläge bekämpft am besten ein eingeschalteter Hungertag, so sehr man dies auch im Interesse des Wiederaufbaues der Kräfte bedauern muß.

4. **Weiterer Ausbau der Kost.** Weiterhin besteht die Kost noch mindestens 2—3 Wochen ausschließlich aus Milch oder Ya-Urt, frischem Topfenkäse, einfachen Gerichten aus sehr feinmehligen Zerealien, zu deren Zubereitung Milch und sehr wenig Zucker verwendet werden dürfen, Fleischbrühe, feinsten Gebäcken und Butter. Bezüglich des Zuckers ist zu erwähnen, daß er, im Gegensatz zu der früher erwähnten reinen Zuckerkost, in Gesellschaft anderer Nahrungsmittel nicht besonders gut vertragen wird, manchmal sogar schadet. Erst wenn man guter Bekömmlichkeit dieser Kost sicher ist, werden andere Eiweißträger hinzugefügt, wie Gelatinespeisen, 1—2 Eier und erst viel später Fleisch, das gut gar gekocht sein muß und zunächst in Form lockerer Puddings (Timbal) aus feinst verteiltem Material gereicht wird.

Ich brauche über diese Ernährungsperiode nicht ausführlicher zu berichten und ebensowenig über den weiteren Ausbau der Kost, weil sich das grundsätzlich wichtige mit wenigen Worten sagen läßt. Man soll noch wochenlang die Kost aus einem Material zusammensetzen, das möglichst wenig Schlacken enthält, möglichst vollständig im Dünndarme verdaut und resorbiert wird und daher den Dickdarm möglichst wenig belastet. Dies Verfahren zielt also auf Einschränkung der Dickdarmsekretion hin. Es verbannt keineswegs Gemüse und Obst vollständig aus der Kost; man sollte mit jungen Gemüsen nicht so ängstlich sein, wie es gewöhnlich geschieht, und nur dafür sorgen, daß durch entsprechende küchentechnische Vorbehandlung alles faserige, den Dickdarm belastende Material entfernt und feinstflockige Muse hergestellt werden. Auf lange Dauer würde das Fernbleiben dieser vitaminreichen Nahrungsmittel mehr schaden als nützen.

Von den hier erwähnten Kostformen unterscheiden sich nur die einleitenden Hunger- und Zuckertage von dem gemeinhin üblichen diätetischen Verfahren; sie sind aber für den Gesamterfolg äußerst wichtig. Die späteren Kostformen bewegen sich in alteingeschliffenen, jedem Arzte geläufigen Bahnen.

5. **Aussichten der Heilung.** Abweichend von den Verhältnissen bei Gärungsdyspepsien darf man bei Fäulnisdyspepsien nicht auf gleichmäßiges Fortschreiten der Besserung rechnen; wenigstens nicht in schwereren und schon seit längerer Zeit bestehenden Fällen. Selbst bei vorsichtigster Behandlung sind Rückschläge nicht selten. Es hängt dies wahrscheinlich davon ab, daß bestimmte Teilstücke der abgearteten Fäulnisflora, welche besonders stark reizende, Sekretion und Peristaltik erregende Produkte liefern, ihr einmal erlangtes Übergewicht sehr lange behaupten, bzw. immer neue Vorstöße machen können. Nur in leichteren und verhältnismäßig frischen Fällen des chronischen Fäulniskatarrhes wird man mit einigen Wochen planmäßiger Behandlung auskommen; in schweren und veralteten Fällen muß man mit Monaten rechnen. Wir dürfen auch nicht vergessen (S. 22), daß es zahlreiche Formen von Fäulnisdyspepsie gibt, die gar nicht auf einfachem Katarrh oder diffuser Enterokolitis beruhen, hinter denen sich vielmehr andere schwer oder gar nicht heilbare Leiden verstecken, z. B. tuberkulöse Darmgeschwüre, die andauernd Reizkörper produzieren und damit der endgültigen Heilung der Fäulnisdyspepsie unüberwindliche Schwierigkeiten bereiten.

6. **Mischformen.** Bei etwaigen Mischformen von Gärungs- und Fäulnisdyspepsie, wovon früher ausführlich die Rede war (S. 16), möchte ich auf Grund neuerer Erfahrungen und im Gegensatz zu früher gegebenem Rat, empfehlen, die Therapie zunächst gegen die leichter zu bekämpfende Gärungsdyspepsie zu richten. Mit dem Ausschalten der Gärungsreizkörper beseitigt man schon eine wesentliche Ursache der Supersekretion, und deren Abnahme erleichtert dann das weitere Vorgehen außerordentlich.

Ich habe nun noch kurz auf einige pharmakologische Fragen und auf einige andere Hilfsverfahren einzugehen.

7. **Medikamente.** Zwecks Einwirkung auf die Supersekretion des Darmes könnte man an kleine Gaben Atropin denken. Es bewährt sich dafür aber nicht. Dagegen kann es bei etwa begleitenden, nicht nur lästigen, sondern geradezu heilungswidrigen Spasmen gute Dienste tun. Auf Bolus alba und auf Kohle ist gar kein Verlaß; ich bin sicher nicht der einzige, den sie bei den zahlreichen Darmkatarrhen der Kriegsjahre enttäuscht haben. Ihr vielfach gerühmter Nutzen scheint mir im wesentlichen durch gleichzeitig verordnete Hungerkur bedingt zu sein. Günstigeres läßt sich über Bismutpräparate sagen, die in Tagesmengen von etwa 3 g recht oft die Supersekretion zu dämpfen scheinen. Unsicher, aber manchmal doch sehr nützlich sind Tanninpräparate; von dem angeblichen Vorzug der zahlreichen neuen Tanninpräparate vor dem alten Acidum tannicum konnte ich mich nicht überzeugen. Nur das tanninhaltige Pankreon nimmt eine zweifellos bevorzugte Stellung ein. Sein Pankreatingehalt dürfte immerhin einiges zum normalen Abbau der in den Dünndarm gelangenden Nahrungs- und Sekretproteine· beitragen. Pankreatin allein hat nicht die gleiche Wirkung. Von den abdichtenden, sekretionshemmen-

den Kalksalzen darf bei Fäulnisdyspepsie nur ein bescheidener Gebrauch gemacht werden. Wegen entschiedener Reizwirkung der übrigen Kalksalze kommt nur das Calcium carbonicum in Betracht (etwa 3 g täglich). Größere Mengen begünstigen aber die Fäulnisvorgänge, wie ich schon vor mehr als 30 Jahren nachwies (Zeitschr. f. klin. Med. 17, 1890). Opium darf man zwar in Verbindung mit Belladonna bei sehr lästigem Stuhlzwange in Form von Suppositorien oder Mikroklistieren sparsam heranziehen und man darf auch kleine Opiumgaben am Abend zum Erzielen von Darmruhe und des so überaus wichtigen Schlafes anwenden; aber von wirklich stopfenden Opiumgaben sieht man bei chronischen fauligen Darmkatarrhen keinen Vorteil, eher Nachteil, also im Gegensatze zur Gärungsdyspepsie. Wenn Opium die Peristaltik lähmt und die Durchfälle zeitweilig stillt, besteht immer die Gefahr, daß der stagnierende Darminhalt erst recht Sitz schlimmer Zersetzungen wird, und demgemäß steht man nach Aufhören der lähmenden Opiumwirkung gewöhnlich vor verschlechterter Lage. Eine gewisse Ausnahme möchte ich für gewisse rezidivierende und oft schwer bekämpfbare anaphylaktische Durchfälle zulassen, namentlich bei Tuberkulösen. Da tut eine 2—3 tägige energische Opiumbehandlung oft überraschende und langnachwirkende Dienste; die Beigabe von Tannin, das man aber besser von Opium zeitlich trennt (morgens und abends je 1 cg Laudanon; am Tage 3 mal 3 dg Tannin), verstärkt diese Wirkung. Auf die von A. Guerber warm empfohlenen Uzarapräparate ist kein sicherer Verlaß. Die Versager sind weit häufiger als die Erfolge. Wo Uzara günstig wirkt, scheint es allerdings bei der Darmsekretion anzupacken, also an einer besonders wichtigen Stelle. Einiges scheint mir darauf hinzuweisen, daß intravenöse Emetin-Injektionen nicht nur spezifisch giftig auf Dysenterieamöben wirken, sondern auch starken und schnellen Einfluß auf die Darmsekretion gewinnen können. Dies ist weiterer Versuche wert.

Man hat auch laxierende Behandlung vorgeschlagen, um die Schädlinge herauszuwerfen. Bei akuten Fällen wirkt das Laxieren mit Rizinusöl, Kalomel, Mittelsalzen usw. manchmal anscheinend günstig, manchmal anscheinend ungünstig. Über das „Warum" kann man verschiedener Ansicht sein; ich sage „Ansicht", weil man darüber nichts Sicheres weiß. Bei chronischen fauligen Darmkatarrhen sieht man davon niemals wahren Nutzen, sehr oft aber schwere Nachteile.

Als Teilstück der medikamentösen Therapie dürfen wir auch das Füttern mit bestimmten Bakterien bezeichnen, die einen umstimmenden Einfluß auf die Bakterienflora gewinnen sollen. Über das Metschnikoffsche Lactobacilline liegen jetzt schon so ausgiebige Erfahrungen vor, daß man diese Therapie unwidersprochen als vollkommenen Fehlschlag bezeichnen darf. Das heißt man erzielt damit bei fäulnisdyspeptischen Katarrhen keine Erfolge, welche unabhängig sind von gleichzeitiger diätetischer Therapie, und alles spricht dafür, daß man bei etwaigen Erfolgen in letzterer das Hauptstück, im Lactobacilline nur ein unwesentliches Beiwerk zu suchen hat. Dementsprechend beruht auch die unbestreitbare Brauchbarkeit des Ya-Urts im wesentlichen auf seinen diätetischen Eigenschaften. Nur auf eine bis in den Dünndarm vorgedrungene Fäulnisflora darf man einen günstigen, umstimmenden Einfluß der säurebildenden Ya-Urt-Flora zulassen. Dafür spricht, daß nach Ya-Urt-Ernährung die aromatischen Fäulnisprodukte im Harne manchmal schnell und stark sinken. Freilich sehen wir in anderen Fällen das gleiche bei Ernährung mit gewöhnlicher Milch und feinen Zerealien, so daß wir auch hier auf die Frage zurückgeworfen werden, ob nicht der schwache Sekretionsreiz der Ya-Urt- bzw. der Milch-Zerealienkost das Hauptstück der Therapie ist. An Stelle des Lactobacillines hat vor einigen Jahren A. Nissle das Füttern mit Kolibazillen stark säurebildender Kraft empfohlen ("Mutaflor"). Die Beweiskraft der bisher berichteten Erfolge scheint mir nicht zwingend zu sein. Versuche, die mein Freund W. Kolle (Serotherapeutisches Institut in Frankfurt a. M.) auf meine Bitte machte, lassen es höchst zweifelhaft erscheinen, ob man die verfütterten, stark säurebildenden Kolistämme, mit denen man Fäulniskeime bekämpfen will, tatsächlich im Darm ansiedeln kann. Ich habe mehrere Jahre hindurch Mutaflor benützt, konnte mich aber nicht überzeugen, daß es der diätetischen Behandlung einen wirksamen Trumpf zufügte. Eine gewisse Aussicht für die Zukunft eröffnen die Mitteilungen d'Herelles über die keimtötende Kraft gewisser Ultrafiltrate pathologischer Fäzes. Auch vom Blute aus sollen sie wirksam sein. Was bisher theoretisch und praktisch darüber bekannt geworden, erlaubt aber nur anzudeuten, daß hier vielleicht Möglichkeiten zukünftiger Erfolge vorliegen.

Salzsäure. Auf Umstimmung der Bakterienflora zielt auch die Salzsäuretherapie hin. Auf Grund der von Ad. Schmidt angenommenen Gleichstellung von Fäulnisdyspepsie und gastrogener Darmdyspepsie (S. 25) hat die Salzsäuretherapie stark an Vertrauen gewonnen. Man hat sogar behauptet, Fälle von Colitis gravis seien dadurch geheilt worden. Natürlich darf nicht verkannt werden, daß es bei chronischen Darmleiden jeder Art von außerordentlichem Werte ist, wenn es gelingt, durch Salzsäure die spezifische Magenverdauung wirksamer zu gestalten und dadurch ein besser vorverdautes Material dem Darme zuzuführen. Auch neuer Zufluß schädlicher Keime kann damit eingeschränkt werden. Damit wird die Salzsäuretherapie zu einem Teilstück der diätetischen Therapie. Man geht sicher nicht fehl, wenn man die der Salzsäure nachgerühmten Erfolge im wesentlichen auf die begleitenden Diätvorschriften bezieht. Ohne diese ist auch die Salzsäure machtlos.

8. **Planmäßige Darmspülungen** (am besten mit sehr dünnen Lösungen von Argentum nitricum 1 : 5000 bis 1 : 3000) bringen entschiedenen Vorteil nur bei Reizzuständen, welche sich auf die untere Hälfte des Dickdarms beschränken. Bei Colitis gravis, die wir hier nicht in den Bereich der Erörterungen zogen, sind sie oft unentbehrlich. Bei diffusen chronischen Katarrhen überwiegt die schädliche Reizwirkung oft den Nutzen. Auf die Dauer sind hohe Einläufe auch sehr anstrengend für die Patienten und hinterlassen mehrstündige Erschöpfung. Noch mehr gilt dies für das sog. subäquale Innenbad O. v. Aufschnaiters (mittels des sog. „Enterocleaners"). Ich habe gegen alle hohen Einläufe bei fäulnisdyspeptischen Katarrhen den Einwand zu erheben, daß sie sehr oft den Widerstand der Bauhinschen Klappe überwinden und dann Dickdarmkeime in den Dünndarm verschleppen. Ich muß hierauf Verschlimmerungen zurückführen, die solchen Einläufen fast unmittelbar folgten. — Die von Ad. Schmidt empfohlenen, aber zweifellos überschätzten rektalen Sauerstoffeinblasungen konnten sich nicht durchsetzen. — Die von H. Leo auf Grund theoretischer Erwägungen vorgeschlagenen, angeblich sekretionswidrigen Einläufe mit dünner Chlorkalziumlösung haben mich vollkommen enttäuscht. Nur bei Entzündungen, die auf den Unterdarm beschränkt sind, erwiesen sie sich von Vorteil. Das gleiche gilt von Suprareninklistieren, die nur bei Reizzuständen des Unterdarms sich bewähren, hier aber zur Beseitigung von quälendem Tenesmus und auch von Supersekretion Vortreffliches leisten; namentlich bei Dysenterie kann man sich davon überzeugen.

9. **Transduodenalspülungen.** Theoretisch erscheinen die sog. Transduodenalspülungen des Darmes mittels einer über das Duodenum hinabgeführten dünnen Sonde ganz zweckmäßig (C. Funck, M. E. Jutte, Therapeut. Halbmonatsh. 1921. 239, 706). Daß man hiermit einen den ganzen Darm durch-

laufenden Spülwasserstrom erzielen kann, ist zweifellos. Der Vorsicht wegen sollte man sich dabei isotonischer Kochsalz- oder Magnesiumsulfatlösung bedienen, von dem Zusatz desinfizierender Mittel aber absehen. Sehr dünne desinfizierende Lösungen verfehlen das Ziel, etwas stärkere Konzentration ist angesichts der enormen Resorptionskraft des Darmes doch bedenklich, da wir desinfizierende Stoffe, welche nur den Mikroben, nicht aber dem Körper schädlich sind, ja nicht kennen. Meine eigenen Erfahrungen reichen nicht aus, um zu beurteilen, ob dieses immerhin ziemlich angreifende Verfahren sich so bewähren wird, wie die Begründer der Methode rühmen.

Alles in allem möchte ich auf Grund ansehnlicher Erfahrung mich dahin äußern, daß bei allen auf abnormen bakteriellen Zersetzungen beruhenden Dyspepsien und Darmkatarrhen, mögen sie unter dem Bilde der Gärungs- oder der Fäulnisdyspepsie verlaufen, die planmäßige diätetische Behandlung doch weitaus die besten Resultate gibt, und daß alle anderen Methoden zwar brauchbare, aber doch nicht ausschlaggebende Nebenhilfsmittel sind. Auf das Wort: „planmäßige diätetische Behandlung" ist größtes Gewicht zu legen. Mit halben Maßnahmen, welche einen Kompromiß zwischen den therapeutischen Notwendigkeiten und der Bequemlichkeit des Patienten anstreben, kommt man höchstens zu einem erträglichen Zustand, aber in einigermaßen schweren und hartnäckigen Fällen nicht zur Dauerheilung oder zum erreichbaren Optimum.

Über chronische Stuhlträgheit und deren Behandlung.

Stuhlträgheit ist ein so alltägliches Leiden, und in den weitaus meisten Fällen reichen so einfache und bequeme, teils vom Arzte, teils selbstverordnete Mittel aus, um ernstere Beschwerden und Folgezustände abzuwenden, daß es fast unnötig erscheinen mag, diesen Abschnitt der Darmpathologie zum Gegenstand eines Vortrages vor erfahrenen Ärzten zu machen. Es sind aber damit vielerlei Fragen der Physiologie, der allgemeinen Pathologie, der Diagnostik und der Therapie verknüpft, die die Lehre von der Stuhlträgheit zu einem wissenschaftlich interessanten und praktisch wichtigen Probleme erheben. Wollte ich alle Formen der Verstopfungskrankheiten mitberücksichtigen, so würde der Rahmen eines Vortrags nicht genügen. Nur hin und wieder darauf verweisend, scheide ich alle Formen aus, welche durch grob mechanische Hindernisse bedingt sind. Es sollen uns hier im wesentlichen nur die funktionellen motorischen Darmstörungen beschäftigen, welche sich an einem grob-anatomisch normalem Organe abspielen. Pathologisches Verhalten des Enddarms, das sich nur auf die eigentlichen Austreibungsvorgänge (Defäkationsakt) erstreckt, soll hier nur gestreift werden.

I. Definition.

Als vor etwa 3 Dezennien H. Nothnagel alle Einzelheiten des Obstipationsproblems einer kritischen Sichtung unterwarf, deutete er im Bewußtsein, damit mehr eine Umschreibung als eine Erklärung zu geben, das Krankheitsbild als „abnorme nervöse Einstellung der Kolon- und Rektumperistaltik". Das Wesen der abnormen Einstellung bezeichnete er als unbekannt. Obwohl diese Erklärung Nothnagels sehr unbefriedigend klang, ging sie in alle Lehrbücher über. Man hielt daran fest, weil man nichts Besseres an ihre Stelle zu setzen wußte. Ein wesentliches Verdienst war es, daß Nothnagel damals mit der früher beherrschenden Theorie primärer Darmmuskelschwäche aufräumte, die im Begriffe war, auch die Therapie auf Abwege zu lenken. Spätere experimentelle und anatomische Untersuchungen gaben Nothnagel hierin vollkommen recht, so daß man heute in wissenschaftlichen Schriften nichts mehr darüber liest, während die Theorie der primären muskulären Schwäche in manchen populären, auf das Lob der Massage abgestimmten Schriften noch eine verführerische Rolle spielt. Der ernste Versuch, Nothnagels Deutung umzustoßen, wurde nur einmal gemacht, als Ad. Schmidt die Ursache chronischer Stuhlträgheit in abnorm guter Verdauung und Resorption suchte, namentlich in abnorm guter Zelluloseverdauung. Ich werde auf diese unhaltbare Theorie später zurückkommen.

Inzwischen hat physiologische und namentlich experimentell-pharmakologische Forschung die alte Lehre H. Nothnagels voll und ganz bestätigt und erlaubt zugleich einen sehr viel klareren Einblick in die Verhältnisse als damals.

II. Bewegungsformen des Dickdarmes.

Der Einblick in das pathologische Geschehen setzt die Kenntnis der normalen Triebkräfte für die Darmbewegungen voraus. Am Dickdarm, der für die maßgebenden Vorgänge fast ausschließlich in Betracht kommt, haben wir es im wesentlichen mit drei Bewegungsformen zu tun:

1. **Mischbewegungen,** welche auf ein Vorwärts- und Rückwärtsschieben des Darminhaltes hinauslaufen, eine äußerst wichtige Leistung, die sich normalerweise auf das Zökum, das Colon ascendens und das erste Drittel des Colon transversum beschränkt. So lange die der bakteriellen Nachverdauung, der Resorption, der Eindickung und Kotformung dienlichen Mischbewegungen andauern, bildet sich an der Grenze des ersten und zweiten Drittels des Colon transversum (oder mit anderen Worten an der Grenze des proximalen und des distalen Kolon) ein tonischer Verschluß. Die erwähnte Stelle ist auch entwicklungsgeschichtlich bedeutungsvoll; sie wird auch als Keithscher „neuro-muskulärer Ring" bezeichnet. Der durch lokale Kontraktion hergestellte Isthmus läßt normalerweise nur schubweise, ähnlich wie der Pylorus, kleinere Massen durch. Über das Eingreifen und Zusammenspiel der nervösen Apparate, welche die Mischbewegungen beherrschen, sind wir noch nicht vollständig unterrichtet. Abnormes Verhalten der Mischbewegungen einschließlich abnormen Muskelspieles am Ende des proximalen Kolon scheint bei dem sog. „Aszendenstypus" der Stuhlträgheit beteiligt zu sein.

Antiperistaltik, die als Teilstück der Mischbewegungen im proximalen Kolon physiologische Aufgaben zu erfüllen hat, wird auch bei gesundem Darm gelegentlich am S Romanum beobachtet. Bei Formen der Obstipation, die G. Schwarz treffend als „dyskinetische" bezeichnet, spielt Antiperistaltik hier und auch noch weiter aufwärts eine beträchtliche Rolle.

2. **Peristaltische Wellen,** wobei der Dickdarm sich hinter der zu bewegenden Masse mehr oder weniger abschließt, vor der Masse aber erschlafft, sind die eigentlichen Förderer des Kotlaufes. Als idealste Form der Förderung wird betrachtet, daß der in den mittleren Teil des Colon transversum eingetretene Kot hier zwar einige Zeit verharrt, bis sich eine gewisse Masse angesammelt hat, dann aber in einem kurzen Schube durch die Flexura lienalis und das Colon descendens zum S Romanum und sogar bis zur Ampulla recti als Kotsammelstelle weitergeschoben wird, so daß das letzte Drittel des Colon transversum und das ganze Colon descendens nur als Weg, nicht aber als Aufenthaltsort für Kot dienen. Für die räumliche Verteilung des Kotes in diesen Abschnitten und für den Zeitraum, welchen die Förderung daselbst beansprucht, muß man aber doch eine beträchtliche physiologische Breite zulassen. Angesichts der zahlreichen Abweichungen, die man bei Menschen ohne jegliche Darmbeschwerden am Röntgenschirm feststellen kann, geht es nicht an, nur einen einzigen Normaltypus anzuerkennen. Immerhin haben wir in den Abweichungen doch schon fließende Übergänge zum Pathologischen vor uns. In starken und immer wiederkehrenden Verzögerungen des Kotlaufes innerhalb jener Abschnitte wirkt sich überwiegend häufig das aus, was wir unter chronischer Stuhlträgheit verstehen. Über die physiologischen Triebkräfte der Peristaltik und deren pathologische Abartung wird nachher ausführlicher zu sprechen sein.

3. **Tonische Kontraktionen** des Darmrohres, welche teils nur schmale Abschnitte, teils weite Strecken erfassen, in ihrem Bereiche den Darm undurchgängig für Kot machend. Von sehr verschieden langer Dauer, von Minuten bis zu vielen Stunden ausgedehnt, sind solche tonische Kontraktionen durchaus nichts Unphysiologisches, gehören vielmehr als wesentliches Stück zur Regelung des normalen Kotlaufes. Das Endstück des Colon transversum und das Colon descendens befinden sich die längste Zeit hindurch in diesem Zustande. Auch bei den tonischen Kontraktionen gibt es fließende Übergänge vom Normalen zum Pathologischen. Wenn sie an ungeeigneter Stelle, zu ungeeigneter Zeit, auf abnorme Reize hin, mit zu langer Dauer und Stärke auftreten, bezeichnen wir sie als Spasmus (Krampf). Die Spasmen können ein wesentliches Hindernis für den Kotlauf werden. Es gibt Fälle von Obstipation, wo sie die Lage beherrschen. Zumeist sind sie aber wohl mehr als Komplikation und nicht als Hauptstück der Stuhlträgheit aufzufassen. Von den Reizen, welche zu Spasmen führen, wird später die Rede sein.

4. **Die Austreibung des Kotes** ist ein mechanischer Vorgang, der gegenüber den bisher besprochenen Darmbewegungen weitestgehende Unabhängigkeit wahrt; derart, daß der Transport bis zum Unterdarm sich vollkommen normal abspielen kann und nur die Austreibung selbst Not leidet. Ebenso kann umgekehrt der Transport des Kotes zum Enddarm verzögert sein, was aber einmal in den Enddarm abgeliefert ist, kann ganz normal entleert werden. Dies letztere trifft, wie mir scheint, für die weitaus meisten Fälle der chronischen Stuhlträgheit zu. Wenn sich der primären Kolonobstipation Trägheit der Defäkation hinzugesellt, so ist dies meist nicht ein organisches Teilstück des ganzen Leidens, sondern eine besondere Komplikation, nur allzu häufig bedingt durch falsche, laienhafte Behandlung der primären Krankheit, namentlich durch gewohnheitsmäßiges Bekämpfen der Verstopfung mit Klistieren.

Normalerweise sollen bei der Defäkation eine oder mehrere Wellen die gesamte etwa schon im Mastdarm befindliche Masse, den Inhalt der Ampulla recti und der Flexura sigmoidea erfassen und entleeren. Zu diesem Zwecke veranlaßt zumeist der Reiz der Kotsäule bei durchschnittlicher, gemischter Kost eine täglich einmalige Entleerung. Davon gibt es aber Abweichungen, die noch durchaus in physiologischer Breite liegen. Z. B. liefert eine sehr schlackenreiche vegetabile Kost so reichliche Kotmengen, daß ihr mechanischer Reiz sich zweimal, auch dreimal am Tage auswirkt. Umgekehrt wäre es völlig normal, wenn bei äußerst schlackenarmer Kost die Stuhlentleerung seltener würde. Auch muß eine gewisse physiologische Breite der Erregbarkeit zugelassen werden, was gleichfalls Einfluß auf die Häufigkeit der Defäkation gewinnt. Ich führe dies an, weil es ein Irrtum wäre, ohne Berücksichtigung der Nebenumstände aus jeder vom Durchschnitt abweichenden Verzögerung der Kotentleerung eine Verstopfungskrankheit zu diagnostizieren. Die Verzögerung kann rein physiologisch begründet sein.

III. Reizquellen für die Dickdarmbewegungen; hemmende Einflüsse.

Wir haben uns nun mit den Reizquellen der Dickdarmmotilität und den die Stuhlförderung hemmenden Einflüssen zu beschäftigen.

Die **Regelung der Peristaltik** erfolgt durch den Auerbachschen Nervenplexus (Plexus myentericus), der über den ganzen Darm hin der Längsmuskulatur aufgelagert ist. Dieses nervöse Zentralorgan des Darmes kann die Peristaltik selbständig regeln und wahrscheinlich tut er dies auch unter völlig normalen Verhältnissen, ohne wesentliche Beeinflussung von außen, nur auf Grund der vom Darminhalte ausgehenden Reize. Um eine Normoperistaltik zu gewährleisten, bedarf der Auerbachsche Plexus aber einer gewissen Erregbarkeit. Wie die äußerst wichtigen Untersuchungen von Le Heux zeigten, liefert die Darmwand selbst in dem Cholin ein Hormon, das die Erregbarkeit des Plexus unterhält, steigert und bei genügender Konzentration den Plexus in wirkungsvolle Erregung versetzt, d. h. Peristaltik auslöst. Auch andere Bauchorgane wie Magenwand und Milz liefern solche Peristaltikhormone, die cholinartig wirken und dem Plexus auf dem Blutwege zuströmen. Damit ist auch die Wirkung des Hormonals erklärt, dessen peristaltikfördernde Eigenschaft G. Zuelzer schon vor längerer Zeit empirisch gefunden hat. Auch den Hormonen entfernter Organe, vor allem der Schilddrüse und der Hypophyse ist ein gewisser Einfluß zuzuerkennen (vgl. unten, Therapie).

Nun stehen aber Erregbarkeit und Erregung des Auerbachschen Plexus weiterhin unter dem Einfluß des parasympathischen (syn. autonomen oder Vagus-) Systems als Förderer und des sympathischen Systems als Dämpfer. Es gibt zahlreiche Formen leichter, schwerer und schwerster Hyperperistaltik und Hypoperistaltik, welche auf diesen, durch das vegetative Nervensystem dem Auerbachschen Plexus zuströmenden Einflüssen beruhen. Ich brauche hier nur an psychischen Schock, sowohl schreckhafter wie freudiger Art, zu erinnern, der bei manchen lebhafte Peristaltik mit gleichzeitiger Supersekretion des Darmes, bei manchen anderen lähmungsartigen Zustand des Darmes bewirkt. Der jeweilige Erregbarkeitszustand des Vagus und des Sympathikus oder m. a. W. die Einstellung auf Vagotonie oder auf Sympathikotonie ist wohl die Ursache, warum der Ausschlag verschieden ist. Ich erinnere ferner daran, daß Lähmung der sympathischen Hemmungsnerven durch intradurale Injektion von Tropakokain dem erregenden Vagus ein derartiges Übergewicht verleiht, daß Durchfälle auftreten und daß dies Verfahren zur Bekämpfung von Darmlähmung empfohlen wurde (G. A. Wagner). Bei der engen Verbindung, die sowohl der zerebrale wie der lumbale Abschnitt des parasympathischen Systems wie das ganze sympathische System mit anderen Nervenbahnen haben, ist es verständlich, daß von den verschiedensten Körperstellen aus fördernde und hemmende Einflüsse auf den Auerbachschen Plexus übertragen werden können. Man darf dann von ,,Reflexneurosen" sprechen. Sie spielen namentlich bei gynäkologischen Erkrankungen eine gewisse, wenn auch nur allzu oft überschätzte Rolle. Als sehr bezeichnendes Beispiel möchte ich an das Versagen der Peristaltik bei Nieren- und Ureterkoliken erinnern. Obwohl theoretisch fast von jeder Stelle des Körpers aus durch Vermittlung des vegetativen Nervensystems hemmende Reflexe zum Darm gelangen können, gewinnt die reflexneurotische Hemmung — praktisch genommen — in dem Krankheitsbilde, das wir als chronische Stuhlträgheit bezeichnen, doch wohl nur untergeordneten Einfluß.

Man sollte nach dem bisher Gesagten annehmen, daß allgemeine oder territoriale Hypervagotonie sich am Darm in Hyperperistaltik auswirke. Dies kommt in der Tat vor, z. B. bei den sog. nervösen Durchfällen. Andere Beziehungen des parasympathischen Systems zum Darm, wovon sogleich die Rede sein wird, bringen es aber mit sich, daß Hypervagotonie den Kotlauf meist mehr hemmt als fördert.

Das Vorgebrachte genügt zum Verständnis, warum teils auf Grund konstitutioneller Veranlagung, teils wegen unterschiedlicher Produktion tonisierender Hormone, teils auf Grund eines abnormen Tonus in diesem oder jenem Teilstück des vegetativen Nervensystems die Erregbarkeit des beherrschenden Auerbachschen Plexus nicht bei allen Menschen die gleiche sein kann, und warum wir auch beim Einzelmenschen mit Schwankungen der Erregbarkeit rechnen müssen. Die alte Nothnagelsche Theorie enger fassend, können wir heute sagen, daß wir es bei dem als „chronisch-funktionelle Stuhlträgheit" bezeichneten Krankheitsbilde mit Untererregbarkeit oder Untererregung des Auerbachschen Plexus zu tun haben.

Die tonischen Kontraktionen, von denen schon die Rede war, gewinnen, wenn sie sich zum Spasmus auswachsen, starken Einfluß auf das klinische Krankheitsbild. Gewisse Fasern des parasympathischen Nervensystems bilden auf der Serosa des Darmes einen Plexus, von dem aus Verzweigungen sich unter Umgehung des Auerbachschen Plexus direkt zur Muskulatur begeben. Diese Fasern sind nicht befähigt, peristaltische Wellen auszulösen; sie erzeugen örtliche tonische Kontraktur bzw. Spasmus. Sie sind erregbar durch örtliche Reize, sowohl von der Schleimhaut wie von der Serosa aus. Sie leiten aber auch von den Zentren des Vagussystems direkte Erregung über den Serosaplexus zur Muskulatur.

Für die klinische Erfahrung steht es fest, daß gerade diese Abschnitte des parasympathischen Systems bei neuropathisch veranlagten Personen oft Sitz starker, langdauernder und schwer bekämpfbarer Übererregbarkeit sind. Tierexperimentell erfährt man darüber natürlich wenig. Die Übererregbarkeit kann Teilstück einer allgemeinen Hypervagotonie sein; häufiger ist sie nur das Merkmal einer auf diese und wenige andere Abschnitte des Vagussystems beschränkten, also elektiv-territorialen pathologischen Einstellung des parasympathischen Nervenapparates. Wie in anderen Vagusgebieten kann es am Darmvagus vorkommen, daß gewisse Fasersysteme des Vagus übererregbar, andere untererregbar sind. Ich erinnere an jenen häufigen Syndromenkomplex einer Vagusneurose (C. v. Noorden, Charité-Annalen XVIII, 1893), wo wir Hypästhesie des Pharynx und Larynx, also Untererregbarkeit und Bradykardie, also Übererregung des Vagus, vereint finden. Am Darm finden wir sehr häufig vereint Untererregbarkeit der den Auerbachschen Plexus steuernden, die Peristaltik fördernden Fasern und Übererregbarkeit der spasmotropen Fasern. Ich sagte vorher, bei hypervagotonischen Neuropathen hätten zentrale Erregungen, übrigens auch sehr viele andere auf die zentrifugalen parasympathischen Fasern reflektorisch übergeleitete Impulse viel häufiger stuhlhemmende als stuhlfördernde Wirkung. Das ist der klinische Ausdruck für einseitig gesteigerte Erregbarkeit der direkten, spasmotropen parasympathischen Leitung. Klinisch tritt dies am schärfsten hervor im Krankheitsbilde der Colica mucosa, wo sich mit dem spastischen Einschlag neurogene, schleimige Supersekretion verbindet.

Nun finden wir spastische Einschläge aber auch sehr häufig bei gewöhnlicher Stuhlträgheit. Man hat daraufhin eine sog. „spastische Obstipation" der „atonischen Obstipation" gegenübergestellt. Bei dem Worte Atonie dürfen wir nicht an Muskelschwäche denken, sondern an Untererregbarkeit (Hypotonie) des neuro-muskulären, peristaltischen Apparates, insbesondere des Auerbachschen Plexus. Das ist die Grundlage der Krankheit „chronische funktionelle Obstipation". Es ist sicher mehr als Zufall, daß man beim Hinzutreten spastischer Einschläge zu diesem Hauptstück fast durchgängig zahlreiche andere neuropathische Stigmata antrifft. Der spastische Einschlag kann, wie vorher besprochen, zentral bedingt sein, und bei der so häufigen Obstipation der Neurastheniker ist dies wohl meistens der Fall. Er kann reflektorisch bedingt sein, namentlich von seiten der Harnwege und der Sexualorgane. Sowohl im Lumbalmark wie im Plexus pelvicus ist Gelegenheit zu solcher Übertragung gegeben. Äußerst wichtig sind die von der Darmschleimhaut ausgehenden lokalen Reize, welche den zugehörigen Abschnitt des serösen

Vagusplexus erregen und bei Übererregbarkeit desselben Spasmus bedingen. Hierhin gehört u. a. auch die einfache langdauernde Stauung eingetrockneter, harter Kotmassen, oberhalb derer sich nicht selten örtlich umschriebene Reizzustände der Schleimhaut entwickeln und als deren klinische Merkmale wir oft schleimige Auflagerungen, auch Blutspuren an der Oberfläche harter Kotballen finden. Ob es zu krankhaftem örtlichen Spasmus kommt, wird sowohl von der Stärke des Reizes wie von dem Grade der Erregbarkeit abhängen, so daß bei starkem Reize neuropathische Veranlagung nicht Vorbedingung für Spasmen zu sein braucht. Bei Superposition von Spasmen zu Darmträgheit spricht man klinisch von „gemischt atonisch-spastischer Obstipation". Dies ist identisch mit dem, was G. Schwarz sehr bezeichnend „dyskinetische Obstipation" nannte.

Das Vorkommen rein spastischer, also nur durch lokalen Krampf bedingten Obstipation soll nicht geleugnet werden. Anfälle akuter spastischer Obstipation sind bei Neuropathen sogar ziemlich häufig; es kann dabei zu Zuständen kommen, auf die der Name „Subileus" paßt und die manchmal schwer zu deuten sind. Die Beurteilung der Lage ist besonders schwierig, wenn in der Bauchhöhle gleichzeitig grob-anatomische Veränderungen vorliegen, wie Verwachsungen, Stränge, Hernien u. dgl., die zu Darmverschluß disponieren. Daß auch Askariden den Darm manchmal zu pathologischem Krampf erregen, scheint sichergestellt zu sein. Es wird auch über wahren Ileus auf rein spastischer Grundlage berichtet. Die Fälle betrafen ausschließlich Neuropathen. Es besteht aber keine Einmütigkeit über ihre Deutung. Jedenfalls sei man äußerst zurückhaltend mit dieser Diagnose.

Daß aber die gewöhnliche chronisch-funktionelle Stuhlträgheit als primär-spastische zu deuten wäre, ist sicher selten. Für manche Fälle der chronischen bzw. rezidivierenden Colica mucosa (Myxoneurosis intestinalis) muß man dies freilich anerkennen. Weitaus häufiger haben wir es auch hier mit einem Gemisch funktioneller Hypoperistaltik mit Spasmen und vagogener schleimiger Supersekretion zu tun. Rein spastisch können die durch Hämorrhoiden, anale Fissuren usw. bedingten rektalen Kotstauungen sein; sie stehen aber weit ab vom Krankheitsbilde der chronischen Stuhlträgheit, und ich gehe deshalb nicht darauf ein. Dagegen muß ich ein anderes, oft ganz falsch gedeutetes Krankheitsbild erwähnen, wobei vielleicht gelegentliche oder auch chronische Hypoperistaltik der ursprüngliche Ausgangspunkt sein mag, wo aber des weiteren Spasmen und durch Spasmen verursachte Kotstauung die Lage beherrschen. Sie äußern sich in periodischem Wechsel von Stuhlträgheit und Durchfällen. Der Kot ist selten von normaler Dichte und Form. Meist ist er mehr oder weniger wässerig, und man findet darin reichlich harte Kotbröckel und meist auch Schleim und sogar Blut, hier und da auch etwas eiteriges Sekret. Es gibt natürlich mancherlei Darmkrankheiten, die solchen Kot bringen können, u. a. auch stenosierende Darmtumoren, und daran ist immer zu denken. Aber sehr oft, und zwar fast ausschließlich bei Neuropathen, handelt es sich nur um die oben erwähnte spastische Kotretention mit sekundärem, entzündlichem und selbst geschwürigem, zu Supersekretion führendem Reizzustand der Schleimhaut oberhalb des gestauten Kotes. Pathogenetisch stehen diese Formen örtlich beschränkter Colitis superficialis den sog. Dehnungsgeschwüren nahe, über welche sich eine ziemlich umfangreiche Literatur in den chirurgischen Schriften findet. Klinisch müssen wir die pathologische Beschaffenheit der Stühle als „Diarrhoea paradoxa" bezeichnen. Es ist verständlich, daß bei bestehender Spasmophilie im Bezirke der entzündlich veränderten Schleimhaut immer aufs neue Spasmen ausgelöst werden. Das Leiden stellt eine atypische Form der Colica mucosa dar. Sehr oft werden solche Fälle als primäre Durchfallskrankheit diagnostiziert und behandelt. Das ist falsch und führt nie zu Dauererfolgen. Mir gehen jährlich zahlreiche solcher Fälle mit der überaus ernsten, fast hoffnungslosen Diagnose „Colitis gravis" oder „Colitis ulcerosa" zu. Obwohl es manche Schwierigkeiten zu überwinden gilt, heilen diese Fälle doch schnell und völlig, wenn man die spastische Obstipation als Grundleiden erkannt hat und hier die Behandlung ansetzt.

IV. Behandlung.

Wenn ich jetzt zur Behandlung der chronischen Stuhlträgheit übergehe, werden noch manche wichtige Punkte zur Sprache kommen, welche für die Pathogenese der Krankheit bedeutungsvoll sind. Ich überging sie bisher, weil sie bei der Therapie Berücksichtigung heischen, und weil ich Wiederholungen vermeiden wollte.

A. Behandlung der Spasmophilie des Dickdarmes.

Voraussetzung für glatten Verlauf einer Obstipationskur ist die richtige Einschätzung des spasmophilen Einschlages. Man bemißt ihn teils aus dem klinischen Gesamtbilde, aus Beurteilung der Persönlichkeit, aus dem Verhalten des Stuhlganges, teils aus der Röntgenuntersuchung. Hier ist aber Vorsicht geboten. Wenn nicht sehr zahlreiche Aufnahmen gemacht werden, unter Umständen mit Wiederholung derselben nach Atropinbehandlung, kann die Röntgenuntersuchung zu Fehlschlüssen führen. Die Spasmophilie muß zunächst gedämpft werden. Sie sofort völlig zu beseitigen, gelingt nur selten. Solange stärkere Spasmen immer aufs neue den Kotlauf hemmen, ist die Behandlung der eigentlichen Stuhlträgheit, d. h. der Hypoperistaltik, erschwert. Immer droht die Gefahr, daß jede irgendwie erzielte Anregung der Peristaltik geradezu einen Kampf zwischen Peristaltik und lokalem Krampf auslöst. Zum mindesten bringt dies lästige und entmutigende Beschwerden.

Das **pharmakologisch zuständige Mittel** gegen Spasmophilie des Darmes ist das Atropin mit seiner elektiven Wirkung auf die peripherischen Endapparate des parasympathischen Systems. Von manchen wird Eumydrin (Atropinmethylnitrat) in gleichen Gaben besser vertragen; auch die Belladonnapräparate sind brauchbar, aber weniger genau dosierbar als Atropin. Bei richtiger Gabe schaltet Atropin den spastischen Einschlag aus, sowohl wenn die parasympathischen Fasern durch zentrifugale Leitung, wie wenn sie reflektorisch von der Innenfläche des Darmes aus gereizt werden. Dadurch eröffnet das Atropin die Bahn für freie Wirkung peristaltikanregender Einflüsse. Leider läßt sich die richtige Höhe der Gabe nicht leicht festlegen. Die Atropinempfindlichkeit der einzelnen Menschen, ja sogar der verschiedenen Vagusabschnitte des einzelnen Nervensystems ist sehr verschieden. Dazu kommt die individuell verschiedene und starke Beachtung heischende Empfindlichkeit der nervösen Zentralorgane und des Herz- und Gefäßvagus auf Atropin. Im allgemeinen sind Menschen mit Hypervagotonie — und um solche handelt es sich bei Spasmophilie des Dickdarmes fast immer — auffallend wenig empfindlich gegen Atropin. Jedenfalls ist die geringste wirksame Dosis die beste; als meist ausreichende Gabe darf man bezeichnen: abends 1 mg und morgens $^1/_2$ mg. Jeder über die gerade wirksame Dosis hinausgreifende Überschuß fördert nicht nur nichts, sondern kann sogar schaden, indem er die Erregbarkeit des Auerbachschen Plexus dämpft und so der fördernden Peristaltik entgegenarbeitet.

Freilich hat uns die Pharmakologie gelehrt, daß Atropin in gewissen kleinen Mengen und unter dem Einfluß bestimmter Hormon-(Cholin-)Ladung den Auerbachschen Plexus erregt. Die Grenzen dieser Wirkung sind aber sehr eng gezogen; ein wenig zu viel, und der fördernde Einfluß kehrt sich in das Gegenteil um. Klinisch ist jedenfalls Atropin als Treibmittel für die Peristaltik höchst unzuverlässig und daher unbrauchbar. Ich erwähne dies ausdrücklich, weil in der ärztlichen Praxis Atropin sehr oft irrtümlicherweise für ein wahres Abführmittel gehalten wird, während sein wahrer Nutzen nur auf seiner antispasmodischen Kraft beruht. Die Doppelwirkung des Atropins auf die spasmuserregenden Fasern und auf den peristaltikerregenden Auerbachschen Plexus bedingt es, daß die theoretisch vollberechtigte Atropinbehandlung praktisch ernsten Schwierigkeiten begegnet. Optimale Erfolge setzen große persönliche Erfahrung über die Eigenart der Atropinwirkung auf die verschiedensten Organgebiete des Körpers voraus. Die richtige Einstellung der Atropingabe läßt sich fast nur unter klinischer Beobachtung und Behandlung erzielen. Man kann zwar Spasmophilie des Dickdarmes auch ohne Atropin mit Erfolg behandeln; man verschwendet damit aber Zeit und mindert die Sicherheit des Erfolges. Auch nach Verschwinden stärkerer Spasmen sollte man Atropin noch längere Zeit hindurch weiterreichen und nur langsam damit abbauen.

Als **sonstige antispasmodische Hilfsmittel** sind alle Maßnahmen brauchbar, die zu allgemeiner Beruhigung des Nervensystems beitragen. Daher bewährt es sich oft ganz vortrefflich, bei stärkerem spastischem Einschlage die Behandlung chronischer Obstipation mit mehrtägiger Bettruhe zu eröffnen, deren beruhigenden Einfluß man unter Umständen durch öftere kleine Einzelgaben sedativer Medikamente verstärkt (Valerianapräparate, Bromkali viermal täglich je $1/2$ g, Luminal viermal täglich je 5 cg u. a.; keine Opiate!). Während dieser Zeit empfiehlt es sich, eine karge, sehr schlackenarme, schon im Dünndarme völlig resorbierbare Kost zu reichen, die den spasmophilen Dickdarm möglichst wenig belastet (Milch, Speisen aus Milch und feinmehligen Zerealien, feines Weizenbrot, Butter, kleine Mengen von Ei und zartem Fleisch). Ich betone dies um so stärker, als ich für spätere Zeit eine ganz anders gerichtete Kost vorschlage. Auch milde hydriatische Verfahren werden sowohl in dieser ersten Zeit wie auch später herangezogen (mehrstündige feuchtwarme Packungen des Bauches, warme Bäder, warme Regendusche u. a.). Sehr alt ist die Erfahrung, daß bei Lösung aus den Hetzereien des täglichen Lebens ohne Zuhilfenahme anderer Maßnahmen der Stuhlgang sich oft in kürzester Zeit vollkommen regelt und alle Beschwerden verschwinden. Wo dies der Fall, handelt es sich fast immer um Fälle von Obstipation mit beherrschendem spastischem Einschlage. Die Freude ist meist von kurzer Dauer. Oft schon während eines Erholungsurlaubes, mit größter Wahrscheinlichkeit aber schon bald nach Wiederaufnahme der früheren Lebensweise stellt sich das alte Übel von neuem ein.

Zur Beseitigung lokaler Reizzustände hat man auch lokale Behandlung in Form von Darmspülungen, hohen Einläufen mit Wasser, physiologischer Kochsalzlösung, Olivenöl u. a. empfohlen. Ich halte diese Verfahren nur dann für nützlich, wenn sie sich gegen etwaige lokale Entzündungen oder oberflächliche Geschwüre im Mastdarm und im S Romanum richten sollen. Dazu genügt aber abendliches Einführen von 100—200 g Öl oder Paraffinum liquidum. Gegen einen einmaligen, die Kur einleitenden hohen Einlauf, nach vorausgegangener Dämpfung hindernder Spasmen durch Atropin, ist nichts einzuwenden; falls nicht ungewöhnlich große Kotmassen bis hoch in das Kolon hinauf gestaut sind, verzichte ich allerdings meistens darauf, weil er mir keine Vorteile zu bringen scheint. Planmäßige fortlaufende Behandlung mit hohen

Einläufen oder Darmspülungen schaden mehr als sie nützen; sie sind ein starkes und aufreibendes Reizmittel für das Nervensystem; sie scheinen mir die Behandlung nur in die Länge zu ziehen.

Ich übernahm oft Patienten mit dyskinetischer Obstipation und starkem spastischem Einschlage in Behandlung, die früher schon viele Kuren durchgemacht hatten, wobei häufige, oft tägliche Darmspülungen eine besondere Rolle gespielt hatten. Diese Patienten betrachteten es fast als ein Versäumnis meinerseits, daß ich nicht sofort zu dem gleichen Verfahren griff. Später aber mußten sie bekennen, wie große Plage ihnen jene Spülungen gemacht hatten, und um wie vieles glatter die Behandlung unter Verzicht auf dieselben verlief.

Während der Periode antispasmodischer Behandlung, die sich im Durchschnitt 5—8 Tage hindurch hinzieht, tritt oft schon ganz von selbst Stuhlgang ein. Wenn nicht, sollte man sich nicht scheuen, vom 2. oder 3. Behandlungstage an milde Abführmittel zu reichen, z. B. abends Rhabarber mit Magnesia oder morgens Bitterwasser.

B. Behandlung der Hypoperistaltik.

Erst nach der einleitenden antispasmodischen Behandlung soll das eigentliche Grundübel, die Hypoperistaltik, bekämpft werden. Die Therapie muß jetzt auf stärkere Erregung und vor allem auf stärkere Erregbarkeit des Auerbachschen Plexus hinzielen. Stärkere Erregung ist zunächst nur symptomatische Therapie, Steigerung der Erregbarkeit ist ätiologische Therapie. Alle nur den Augenblickserfolg anstrebenden Maßnahmen verharren im Bereich der symptomatischen Therapie. Bei richtigem planmäßigem Vorgehen kann sich aber ein anfänglich nur symptomatischer, d. h. nur auf stärkerer Erregung des Auerbachschen Plexus fußender Erfolg zum Dauererfolg auswachsen, indem es gelingt, den neuro-muskulären Apparat allmählich auf stärkere Leistung einzuschulen. Dann ist die anfänglich symptomatische Therapie zu ätiologischer Therapie geworden.

Wir haben gesehen, daß die Hypotonie des Auerbachschen Plexus sehr verschiedene Ursachen haben kann. Demgemäß findet auch die Therapie verschiedene Angriffspunkte. Auf Einzelheiten der Therapie kann ich hier natürlich nicht eingehen. Nur die großen Gesichtspunkte für die Aussichten ätiologischer Therapie sollen hier erörtert werden. In Betracht kommen im wesentlichen Diätetik und Neurotherapie. Aber auch im Bereiche der medikamentösen Therapie finden sich Teilstücke, welche sich gegen die letzte Ursache der Hypoperistaltik richten.

1. Die medikamentöse Therapie.

Ich nehme die medikamentöse Therapie vorweg, weil hier die Dinge am einfachsten liegen.

a) **Hormontherapie.** Wir lernten, daß die Erregbarkeit des Auerbachschen Plexus stark unter dem Einflusse von Hormonen steht. Von zweifellos mitbeteiligten Hormonen sind die Produkte der Schilddrüse und der Hypophyse zu erwähnen. Demgemäß sehen wir manchmal bei Thyreoidinbehandlung, deutlicher bei Behandlung mit Hypophysenpräparaten (am zuverlässigsten scheinen intravenöse Injektionen des Hypophysins der Höchster Farbwerke zu wirken) eine früher träge Peristaltik sich auffallend bessern, und es liegt nahe anzunehmen, daß in solchen Fällen der Mangel an dem betreffenden Hormon Ursache der Hypoperistaltik war. Leider wirken diese Substanzen nicht nachhaltig; auch viele andere Bedenken lassen sich gegen ihren ausgiebigeren und lang fortgesetzten Gebrauch geltend machen. Auch das cholinhaltige Zuelzersche Neo-Hormonal dient ätiologischer Therapie, indem es mangelhafte Cholinproduktion (S. 42) ergänzen soll. Manchmal wirken eine oder einige Neo-Hormonal-Injektionen erstaunlich gut und regeln den Kotlauf auf Wochen und Monate hinaus. Es macht den Eindruck, als ob man den Körper auf eine gewisse Zeit mit peristaltikfördernden Stoffen geladen hätte. Man kann nur von „Eindruck" sprechen, da die pharmakologische Erforschung der Wirkungsweise des Hormonals doch noch sehr rückständig ist. Solche Renommierfälle sind aber stark in der Minderheit. Viel öfter ist der Erfolg nur von kurzer Dauer oder bleibt sogar gänzlich aus. Dies erinnert uns daran, daß der Mangel an Cholin sicher nicht die einzige Ursache für Hypoperistaltik ist. Auch wird diätetisches Einschulen des Darmes durch eine Hormonalkur niemals überflüssig. Auf Grund eigener Erfahrung möchte ich im Rahmen einer Behandlung chronischer Stuhlträgheit das Neo-Hormonal am meisten zu Nachkuren, im Anschluß an vorausgegangene erfolgreiche diätetische Maßnahmen empfehlen. Die Neo-Hormonalinjektionen werden dann im Laufe der nächsten 4—6 Monate noch einige Male wiederholt. Der von G. Zuelzer gefundene Weg ist sicher sehr aussichtsvoll. Er bedarf aber noch weiteren Ausbaues.

b) Alle **anderen medikamentösen Abführmittel** wirken entweder dadurch, daß sie Sekret in den Darm locken oder Wasser im Darme festhalten und so den Kot feucht halten bzw. verflüssigen, oder dadurch, daß sie den Auerbachschen Plexus unmittelbar chemisch reizen.

Bei chronischer Stuhlträgheit stehen in der allgemeinen Wertschätzung der Ärzte und Laien obenan die pflanzlichen Drogen, welche Oxyanthrachinone (Emodin und Chrysophansäure) als wirksame, den Auerbachschen Plexus erregende Substanz enthalten. Es sind das die uralten Abführmittel, wie Rhabarber, Sennesblätter, Faulbaumrinde, Aloesaft u. a. und unter den später bekannt gewordenen Cascara sagrada, Cassia fistula u. a., ebenso die aus diesen Drogen gewonnenen unzählbaren Extrakte und sonstigen Präparate. Auch das „Regulin" gehört in diese Gruppe; es besteht aus feinblätterigem Agar-Agar, das stark mit Cascara-Extrakt getränkt ist. Dies letztere beherrscht die Wirkung; das Agar-Agar ist — im Gegensatz zu der Meinung Ad. Schmidts — von untergeordnetem Belang (vgl. unten). Einige unter den Drogen-Extrakten, wie Peristaltin aus Cascara sagrada und Sennatin aus Sennesblättern sind auch zur intramuskulären Injektion geeignet und entfalten vom Blute aus volle Wirkung. Das synthetische, einen chemisch-reinen Körper darstellende Istizin = 1,8 Dioxanthrachinon hat sich nicht so bewährt wie die altbekannten Drogen und ihre Extrakte. Eine Zeitlang pflegt es freilich gut zu wirken, auf die Dauer bevorzugen aber sowohl Ärzte wie Patienten die natürlichen Drogen und ihre Präparate, obwohl sie zweifellos sämtlich alle nicht ganz konstanter Zusammensetzung und Wirksamkeit sind. Es liegen hier die Dinge also ähnlich wie bei der Digitalis, wo auch die chemisch reinen Präparate sich bisher nicht in der allgemeinen Praxis durchsetzen konnten. Von chemisch anderer Struktur, in Wirkungsart aber gleichgerichtet wie die Oxyanthrachinone ist das Phenolphthalein, das in vielen Dutzenden markengeschützter Präparate aller Länder den wesentlichen Bestandteil bildet. Es wird damit viel Unfug getrieben; in wirksamen Gaben ist Phenolphthalein nicht unbedingt harmlos, bei längerem Gebrauche scheint es die Nieren zu gefährden.

Von Mineralwässern sind namentlich solche in Gebrauch, welche isotonische und hypertonische Kochsalzlösung und solche, welche Glaubersalz oder Bittersalz enthalten. Das Salz fixiert Wasser und lockt unter Umständen noch Sekret in den Darm. Dadurch wird der Kot feucht bzw. flüssig gehalten, was einerseits den vom Darminhalte ausgehenden Reiz verstärkt, anderseits den Kotlauf erleichtert. Es gibt Menschen, bei denen sich diese Wirkungskraft der Mineralwässer trotz jahrelangen Gebrauches nicht erschöpft, bei den meisten aber schwächt sie sich nach wenigen Wochen oder Monaten beträchtlich ab.

Es ist hier noch zu erwähnen, daß viele Menschen durch höchst einfache Mittel vollkommen ausreichende Peristaltik anzuregen wissen, ohne dieselben aber nicht zur Defäkation gelangen. Ich spreche davon an dieser Stelle, weil vielfach fälschlicherweise die Meinung verbreitet ist, sie wirkten nach Art anderer abführender Medikamente.

Erwähnt seien darunter der frühmorgendliche Genuß eines Glases kalten oder heißen Wassers, eines Glases Zuckerwasser, einer Tasse schwarzen Kaffees, eines Glases Milch, einer kleinen Menge Fruchtsaftes, Zitronensaftes, gekochten oder rohen Obstes. Das sind alles keine Mittel, die unmittelbar auf den Dickdarm und dessen neuro-muskulären Apparat einwirken. Zwei verschiedene, oft aber zusammenspielende Vorgänge kommen hierbei in Betracht. Zunächst ist aus experimentellen und klinischen Tatsachen bekannt, daß Reize, welche an einer beliebigen Stelle die Schleimhaut des Tractus intestinalis treffen, peristaltische Wellen auslösen können, die sich von der Reizstelle über den ganzen Darm nach abwärts fortpflanzen und u. a. auch vom Dünndarme auf den Dickdarm überspringen. Eine besonders wichtige Reizstelle ist das Duodenum; die von hier ausgelöste Peristaltik belegte F. Best mit dem bezeichnenden Namen „lange Wellen". Andere Male springt die Erregung von ferner Stelle, ohne die zwischenliegenden Abschnitte zu treffen, reflektorisch direkt auf den Dickdarm über. Anderseits kann auch ein leichter Afterreiz genügen, den ganzen Darm oder auch nur den Dickdarm peristaltisch zu erregen. Alle diese Erregungen spielen beim Gesunden fast gar keine Rolle, wohl aber bei vielen Durchfallskranken und ferner bei manchen übererregbaren Neurasthenikern. Unter letzteren finden sich solche, die gerade bei der ersten Mahlzeit des Tages in bezug auf Menge, Art und Temperatur des Genossenen äußerst vorsichtig sind, weil sie sonst sofortige Durchfälle befürchten müssen (gleichzeitig erregte Peristaltik + Supersekretion des Darmes). Man kann geradezu von Phobien und von Angstdiarrhöen sprechen. Hier ist offenbar eine über die psychischen Zentren laufende, dann zur Vagusbahn und zum Auerbachschen Plexus gelangende Erregung die treibende Kraft. Dies führt uns zu der Auffassung, daß auch in jenen Fällen chronischer Stuhlträgheit, wo der Eintritt einfacher, reizarmer Nahrungsstoffe in den Magen bzw. in das Duodenum Dickdarmperistaltik auslöst, ein starker psychogener, erzieherischer Einschlag mitspielt, wie wir ihn auch benützen, wenn wir durch Erziehung des Kindes, durch hypnotische oder Wachsuggestion beim Erwachsenen das Innehalten einer ganz bestimmten Zeit für die Defäkation festsetzen und erzwingen. Die genauere klinische Analyse lehrt nun auch, daß es sich bei erfolgreicher Wirkung der erwähnten einfachen Mittel und ähnlicher fast ausnahmslos um sog. psychogene, d. h. durch psychogene Hemmungen bedingte Obstipation handelt, oder daß zumindest solche Hemmungen am Krankheitsbilde stark mitbeteiligt sind. Wir dürfen demgemäß die genannten einfachen Maßnahmen, soweit sie sich im Einzelfalle bewähren, in den Bereich ätiologischer Therapie verweisen.

Wir kehren jetzt zur medikamentösen Therapie im engeren Sinne zurück, die wir als symptomatische kennzeichneten. Richtig gelenkt kann sie aber übend und schulend auf den Nerv-Muskelapparat des Darmes einwirken und damit zu einer ätiologischen Therapie werden. Dazu gehört das Arbeiten mit kleinsten, eben noch ausreichenden Gaben, die allmähliche Verminderung der Reizdosis, der allmähliche Ersatz des medikamentösen Reizes durch Nahrungsmittelreize und die psychotherapeutische Erziehung zu pünktlichster Erfüllung der defäkatorischen Pflicht. Diese Aufgabe wird in den Kurorten mit abführenden Mineralwässern manchmal recht glücklich gelöst. Meist wird freilich nur auf Augenblickserfolge hingearbeitet. Noch weit mehr ist dies bei häuslicher Behandlung mit Medikamenten jeglicher Art der Fall. Planlose und kunstlose Anwendung von Medikamenten verwöhnt den Darm und stumpft die Erregbarkeit des Auerbachschen Plexus für Normalreize mehr und mehr ab. In noch höherem Maße gilt dies von Klistieren, die ein böser Geist in die Behandlung der chronischen Stuhlträgheit eingeführt hat.

2. Die Neurotherapie.

Die Neurotherapie der chronisch-funktionellen Stuhlträgheit umschließt alle Maßnahmen, welche das Ausschalten hemmender und das Einschalten fördernder Einflüsse entfernterer nervöser Gebiete auf den Auerbachschen Plexus anstreben oder geeignet sind, die vom autonomen Nervensystem beherrschten Spasmen zu dämpfen. Um dies erschöpfend zu besprechen, müßte ich die gesamte Therapie funktioneller und anatomischer Neuropathien aufrollen. Man weiß, wie verschiedenartig und an wie verschiedenen Stellen bei anscheinend gleichen nervösen Störungen die Therapie anpacken kann und muß. Welches Vorgehen am zweckmäßigsten ist, hängt ab sowohl von der Gruppierung aller Einzelsymptome, von begleitenden somatischen Erkrankungen, wie auch von der ganzen nervösen und psychischen Verfassung der Persönlichkeit. Diese Andeutung muß hier genügen; sie soll nur daran erinnern, daß von den verschiedensten Stellen des Nervensystems aus störende Erregungen auf das vegetative Darmnervensystem überfließen können, und daß bei solchem Geschehen mit Beseitigung der primären Störung auch die sekundäre Störung am Darme abzuklingen pflegt.

Eine Unterabteilung der Neurotherapie ist die **Psychotherapie.** Im Dienste der Obstipationstherapie ist sie ein uraltes Vermächtnis der ärztlichen Kunst. Von der breiten Masse der Ärzte nicht gebührend gewürdigt, wurde sie schon im Mittelalter und fortwirkend bis zum heutigen Tage aber auch zum beliebten Werkzeug der Charlatane. Man hört jetzt viel von Pyschotherapie der Obstipation als von einer „neuen Methode". Man sollte aber beherzigen, daß in Wirklichkeit nur neue Männer altes für neu verschleißen und unter der Schutzmarke neuer Wortgebilde und neuer Formen an ihren Namen zu knüpfen suchen. Die Psychotherapie bedient sich der Erziehung, der hypnotischen und der Wachsuggestion. Es ist nur ein Teilstück derselben, aber ein erzieherisch bedeutsames, wenn wir dem Patienten befehlen, täglich pünktlich zur festgesetzten Minute den Abort aufzusuchen, und wenn wir ihm verbieten, im Falle mangelnden Erfolges, dies vor Wiederkehr der gleichen Zeit am nächstfolgenden Tage zu wiederholen. Es gibt die mannigfachsten Formen psychischer Dressur des Darmes; auf das Innehalten gleichmäßigster Pünktlichkeit kommen sie alle hinaus.

Vielleicht nicht ausschließlich, aber doch im wesentlichen psychotherapeutisch ist — wie schon erwähnt — der Erfolg zu deuten, den der frühmorgendliche Genuß reizarmer Getränke bringt (kaltes oder heißes Wasser, Fruchtsäfte, Milch usw., s. oben). Die Leute werden oft Sklaven dieser Gewohnheit. Auch in die planmäßige medikamentöse Behandlung schalten wir zweifellos eine psychotherapeutische Komponente ein, wenn wir anfangs mit reizstarken, den Auerbachschen Plexus kräftig erregenden Dosen vorgehen, und diese allmählich so verringern, daß der chemische Reiz gar nicht mehr in Betracht kommt, und nur das Bewußtsein, ein stuhlförderndes Mittel genommen zu haben, die Defäkation vorbereitet.

Auch die Bauchmassage wirkt im wesentlichen psychotherapeutisch. Dafür lassen sich ganz groteske Beispiele beibringen. Angesichts des Bestrebens voreingenommener Kreise, die Bauchmassage als sog. „naturgemäße Behandlung der Obstipation" anderen Verfahren gegenüber zu stellen, möchte ich bemerken, daß ich mir kaum ein widernatürlicheres Verfahren denken kann, als das Kneten des Bauches und der Darmschlingen. Wenn die hohe Schule der Knetkunst für jede Abart der Obstipationsform ein besonderes technisches Verfahren vorschreibt, so beschäftigt sie sich nur mit unwesentlichen Äußerlichkeiten und trifft nicht den Kern der Sache. Der praktische Wert der Massage wird nicht verurteilt, wenn wir das Verfahren nicht als naturgemäß anerkennen und wenn wir seinen Angriffspunkt vom Bauch in die Psyche verlegen.

3. Die diätetische Behandlung der Stuhlträgheit.

Es gibt nur ein natürliches Reizmittel für die Peristaltik. Das sind die vom Darminhalte, d. h. die von der Kost, von den Nahrungs- und Sekretrückständen und von deren Umwandlungsprodukten ausgehenden mechanischen und chemischen Reize. Ihre ordnungsmäßige Wirkung setzt aber ordnungsmäßige Erregbarkeit des ganzen neuro-muskulären Darmapparates voraus, zumal des Reflexbogens zwischen Darmschleimhaut, Auerbachschem Plexus und Muskulatur.

a) **Alimentäre Obstipation.** Es gibt nun eine außerordentlich häufige Form chronischer Stuhlträgheit, wo nach Maßgabe klinischer Erfahrung die Erregbarkeit des neuro-muskulären Apparates innerhalb normaler Breite liegt, und wo dennoch klinisch schwere Bilder der Obstipation entstehen können. Das ist die sog. „alimentäre Obstipation", die man auch Pseudoobstipation nennen darf. Sie beruht darauf, daß die Kost aus irgend einem Grunde zu schlackenarm und zu reizarm zusammengesetzt ist. Die Rückstände der Kost und der nur spärlich angelockten Sekrete genügen trotz normaler Erregbarkeit des peristaltischen Apparates nicht, täglich oder auch nur zweitäglich normale Wellen auszulösen. Die Aufenthaltsdauer des Kotes im Darm verlängert sich, der Kot wird abnorm wasserarm und abnorm hart, was wiederum die Förderung erschwert, auch lokale Reizzustände, ja sogar oberflächliche Geschwüre (s. oben) bedingen und lokale Spasmen erwecken kann. Der Darm scheidet nach Art eines Abwehrreflexes Schleim auf die trockenen Kotmassen aus, und der Schleim könnte als förderndes Schmiermittel dienen, wenn er nicht alsbald selbst austrocknet. Die gewohnheitsmäßige Aufnahme allzu schlackenarmer Kost stammt oft schon aus falscher Ernährung in der Kindheit oder sie beginnt erst später bei irgendwelcher Umstellung der ganzen Lebensweise; manchmal wird sie aus übergroßer Vorsicht nach einer zufälligen Magen-Darmstörung, welche Schonungskost bedingte, fortgesetzt. Es ist nun keineswegs so, daß solche Kost unfehlbar Stuhlträgheit bringen muß. Viele Menschen passen sich mit erstaunlicher Leichtigkeit den verschiedensten Ernährungsformen an, so daß sie bei vorwiegend animalischer, nur mit leichtestverdaulichen Fetten und Kohlenhydratträgern angereicherten Kost ebenso regelmäßigen Stuhlgang behalten wie bei grob-vegetabiler Kost. Für die Erregbarkeit des neuro-muskulären Apparates müssen wir ja eine gewisse physiologische Breite zulassen. Wo die Erregbarkeit an der unteren Grenze des Normalen steht, ist natürlich die Gefahr größer, daß schlackenarme Kost die erforderliche Reizgröße nicht mehr liefert. Wenn wir uns die Leute genauer ansehen, bei welchen weitgehende oder auch nur mäßige Schlackenarmut der Kost einzige Ursache chronischer Stuhlträgheit ist, erkennen wir sie fast durchweg als Neuropathen, und wir dürfen uns deshalb nicht wundern, daß sich bei ihnen häufig starke, das Krankheitsbild wesentlich beschwerende spastische Einschläge hinzugesellen. Daß aber der peristaltische Apparat selbst in Ordnung ist, erkennen wir daraus, daß nach Dämpfung des spastischen Einschlages jede einigermaßen schlackenreiche Kost alsbald regelmäßige Peristaltik, normal geformten und normal feuchten Kot bringt, und daß Rückfälle nicht eintreten, solange der Charakter dieser Kost aufrechterhalten wird. Ich möchte ausdrücklich hervorheben, daß man diese Verbindung von vagotonischer, spasmotroper Neuropathie mit rein alimentärer Obstipation, ohne wesentliche Hypotonie des peristaltischen Apparates, sehr häufig in leichten und schweren Formen der Colica mucosa vor sich hat. Eine darauf hinzielende diätetische Behandlung der Colica mucosa habe ich vor etwa 25 Jahren empfohlen[1]). Auf Grund reifender und allmählich sehr umfangreich gewordener Erfahrung habe ich, allen Widersprüchen zum Trotz — wenn auch in allen Einzelheiten mich der Sonderlage des Falles anpassend —, an der Behandlung dieser Krankheit mit schlackenreicher Kost festgehalten und darf jetzt auf eine große Zahl von Dauererfolgen zurücksehen. Mir ist immer aufgefallen, wie leicht, schnell und dauerhaft bei Colica mucosa die eigentliche Stuhlträgheit zu beseitigen ist, während man mit neurogener schleimiger Supersekretion und auch mit gelegentlichen Spasmen noch länger rechnen muß. Der Kranke mit Colica mucosa ist immer Neuropath und er bleibt es; daß sich seine Neuropathie gerade in Form von Colica mucosa äußert, ist meist Folge alimentärer Obstipation, mit deren Beseitigung die darmwärts gerichtete Komponente seiner Neurasthenie gewöhnlich verschwindet.

An dieser Stelle müssen wir nochmals darauf zurückkommen (S. 39), daß Ad. Schmidt auf Grund vorbereitender Untersuchungen J. Strasburgers annahm, die Eintrocknung, Verhärtung und Verminderung der Kotmasse bei chronisch-funktioneller Stuhlträgheit sei Folge einer „Hyperpepsie", d. h. einer zu guten und zu vollständigen Verdauung und Resorption, und daß diese Hyperpepsie sich vorzugsweise in einem „konstitutionell bedingten, auffallend guten Verdauungsvermögen für Zellulose" äußere. Die Kotverminderung habe dann sekundär die Stuhlträgheit zur Folge. Daß allzu geringe Kotmasse Stuhlträgheit bringen kann, ist ja richtig; darauf beruht die „alimentäre Obstipation", von der soeben die Rede war. „Hyperpepsie" als Ursache derselben muß aber abgelehnt werden, erst recht ein „konstitutionell verstärktes Verdauungsvermögen für Zellulose", da die Zelluloseverdauung nur eine Funktion der Bakterienflora und nicht der Darmsäfte ist (vgl. Vortrag über Durchfallskrankheiten). Die von Ad. Schmidt vorgebrachten Beweisstücke für seine seltsame Theorie, welche gegenüber der alten Nothnagelschen Theorie einen Rückschritt bedeutet, genügen keineswegs[2]). J. Strasburger selbst hatte ganz richtig die bessere Ausnützung als Folge längerer Verweildauer des Kotes im Dickdarm gedeutet. Er zeigte auch, daß die Verringerung der Kotmenge bei Obstipation im wesentlichen auf Verringerung der Gesamtbakterienmenge (lebenden und toten) im Kote hinausläuft. An dieser ist sicher die das Wachstum der Bakterien lähmende Wasserarmut des Kotes stark mitbeteiligt.

Da alimentäre Obstipation in ihren schwereren Formen besonders häufig lokale Reizzustände der Dickdarmschleimhaut mit sich bringt, die auch zu oberflächlichen — seltener zu tieferen Geschwüren — und zu kleinen Blutungen

---

[1]) v. Noorden, Zeitschr. f. prakt. Ärzte. 1898. Nr. 1. — v. Noorden und Dapper, Über Schleimkolik des Darmes und ihre Behandlung. Berlin (A. Hirschwald) 1903. — v. Noorden in Schmidts Klinik der Darmkrankheiten. II. Aufl. 1921.
[2]) v. Noorden in Schmidts Klinik der Darmkrankheiten. 2. Aufl. 1921. — E. Reiß, Die pathologische Physiologie der chronischen Obstipation. Klin. Wochenschr. I. 156. 1922.

führen können, muß ausdrücklich erwähnt werden, daß diese Reizzustände, sobald man mit starken Spasmen nicht mehr zu rechnen hat, weder bei alimentärer Obstipation noch bei primärer Hypoperistaltik eine kotvermehrende, an pflanzlichen Schlacken reiche, sog. Belastungskost ausschließen. Eine solche Kost ist zwar unter allen Umständen eine schädliche Reizkost für den kranken Magen und Dünndarm, und auch bei Reizzuständen im Zökum und Colon ascendens muß man mit ihr zurückhaltend sein. Aber über das Colon ascendens hinaus liefert sie einen zwar reichlichen aber weichen Kot, und sie wird damit zur Schonungskost für diese Darmabschnitte. Reichlicher, weicher Kot schädigt die Schleimhaut weniger als spärlicher harter und trockener Kot, und erleichtert den Transport der Masse. Reichlicher weicher Kot reizt nur den Auerbachschen Plexus. Das darf er tun und das soll er tun, falls wir die Spasmen gemeistert haben. Reichlicher weicher Kot wirkt, sobald die Spasmen etwas abgeklungen sind, sogar geradezu antispasmodisch. Wie günstig er die Schleimhaut beeinflußt, lehrt die rekto-romanoskopische Untersuchung. Oberflächliche, blutende Schleimhautexkoriationen, die man bei Kotverhärtung im S Romanum häufig antrifft, verschwinden nach Umgestaltung der Kotbeschaffenheit oft schon nach 5—8 Tagen restlos.

b) **Die primäre hypoperistaltische Stuhlträgheit.** Während für die alimentäre Obstipation und ihre Abarten die Anreicherung der Kost mit kotmehrendem Material eine ätiologische Therapie darstellt, hat dies Verfahren bei irgendwie bedingter Untererregbarkeit des neuro-muskulären Apparates zunächst nur den Rang einer symptomatischen Therapie. Man steigert damit zunächst nur die Erregung, nicht die Erregbarkeit. In richtiger, planmäßiger Weise durchgeführt und verknüpft mit anderen Maßnahmen, welche störende Nebeneinflüsse fernhalten, wirkt sich die kotanreichernde Belastungskost aber — unter Ausschluß jeglichen abführenden Medikamentes — zu einem Erziehungsmittel ersten Ranges aus und schult den ursprünglich hypotonischen Nerv-Muskelapparat derart, daß er später auch auf Normalkost ordnungsmäßig anspricht. Nach eigenen Erfahrungen, die sich nunmehr schon über drei Dezennien erstrecken, schätze ich, daß dies Verfahren in mindestens 90 % aller Fälle chronisch-funktioneller Stuhlträgheit zum Dauererfolge führt. Das Verfahren ist um so naturgemäßer, als ja Menge und Beschaffenheit des Dickdarminhaltes die hauptsächlichen normalen Reizquellen für die Peristaltik sind. Solche erzieherische Kuren beanspruchen etwa 4—6 Wochen. In kürzerer Zeit lassen sich wahre Dauererfolge nur selten erzielen.

Die meisten Patienten mit hypoperistaltischer Obstipation, der sich natürlich ebenso wie bei alimentärer Obstipation spastische Einschläge hinzugesellen können, sind mit der Zeit — teils auf eigenes Ermessen, teils auf ärztlichen Rat hin — zwar nicht zu schlackenfreier, aber doch zu schlackenarmer Kost gelangt. Sie vermeiden schlackenreiche Nahrungsmittel, weil dieselben sie beschweren. Die Beschwerden kommen aber nur daher, daß entweder die Kotanreicherung doch nicht genügt, oder daß die Auswahl der schlackenreichen Nahrungsmittel eine für den vorliegenden Fall unzweckmäßige war, oder daß starke spastische Einschläge komplizierend hinzugetreten sind. Man darf daher nicht allzuviel darauf geben, wenn die Patienten sagen, sie hätten dies Verfahren schon vergeblich versucht.

Allgemein zutreffende Vorschriften, wie man vorgehen soll, gibt es nicht. Ob man jäh oder langsam die Kost mit Kotbildnern anreichern soll, ob man diese oder jene Nahrungsmittel auswählt, ob man dieselben in dieser oder jener Form gibt, ob man rohe oder gekochte Vegetabilien darreicht, ob man neben vegetabiler Kost auch animalische Nahrungsmittel gestattet, hängt durchaus von der Lage des Einzelfalles ab. Namentlich sind auch der gesamte Ernährungszustand und das Verhalten des Magens dabei mit zu berücksichtigen. Es kommt durchaus nicht, wie manche glauben, darauf an ein grobstückiges Material in den Darm zu fördern. Die chemische Beschaffenheit, vor allem Reichtum der Kost an Zellulose, Hemizellulosen und Pentosanen ist viel wichtiger. Wenn man die an solchen Stoffen reichen kleienhaltigen Brote, Hülsenfrüchte, Gemüse, Obstfrüchte, Leinsamen, Semen Psylli u. a. auf das feinste verteilt, wirken sie doch noch kotvermehrend, kotverbessernd und peristaltikfördernd, freilich nicht ganz so kräftig wie in gröberer Form. Allem anderen voran ist kleienhaltiges Weizenbrot zu erwähnen (Weizenschrotbrot, Grahambrot). Wesentlich verstärkt wird seine stuhlfördernde Kraft durch einen Zusatz von etwa 12 % feinen Zuckerrübenmehles. Wenn aus irgend einem Grunde, z. B. wegen etwaiger Magenstörungen, das gewöhnliche grobe Weizenschrotbrot nicht erwünscht ist, kann man das aus ganzem Weizenkorn ermahlene grobe Mehl auch zum Herstellen von Breien und Suppen verwenden. Ohne wesentliche Beeinträchtigung der Wirkung lassen sich diese Gerichte im Mörser oder auf dem Sieb fein verreiben. Grobes Roggenbrot bringt viel eher unerwünschte Reizzustände als Weizenbrot. Agar-Agar, das Ad. Schmidt im „Regulin" mit Cascara-Extrakt beschickte, ist viel weniger geeignet als anderes Material, weil gerade die Hemizellulosen des Agar-Agar leicht und schnell zu Körpern abgebaut werden, die kein Quellungsvermögen mehr besitzen. Denn der wesentliche Umstand ist, daß die genannten chemischen Bestandteile der vegetabilen Kost, welche von den Darmsäften nicht angegriffen werden, sondern nur bakteriellen Angriffen unterliegen, ein starkes Quellungsvermögen und dadurch stark wasserbindende Eigenschaft haben. Dadurch schützen sie den Kot vor Austrocknung und erleichtern die Wirkung der durch die größere Kotmasse angeregten Peristaltik.

Gegen die Belastungstherapie sind mancherlei, meist theoretische Einwände erhoben worden. Sie müssen aber verstummen angesichts der ungeheueren Summe der erzielten Erfolge. Ihren Gegnern ist unbedingt zuzugeben, daß die diätetische Belastungstherapie Schaden bringen kann und tatsächlich bringt, wenn sie in ungeeigneten Fällen, wenn sie vor Dämpfung starker spastischer Einschläge, wenn sie in übertriebener Weise und wenn sie nach einseitigem Schema zur Anwendung kommt. Von den einfachen Fällen rein „alimentärer Obstipation" abgesehen (vgl. oben), verlangt sie — zum mindesten im Beginne sachkundige Aufsicht. Bei starkem Hineinspielen spastischer Einschläge (vgl. oben) wäre es geradezu gefährlich darauf zu verzichten.

Ungeeignet freilich, und darauf wies ich früher selbst schon hin, ist gröbere Belastungskost bei ausgesprochenem Aszendenstypus der chronischen Stuhlträgheit. Hier ist unter allen Umständen das feine Zerreiben des zellulosereichen Materials und langsame, einschleichende Vermehrung desselben notwendig. Erst nach einer einleitenden, ein bis zweiwöchigen Periode der Schonungskost, wobei auch peristaltikfördernde Abführmittel herangezogen werden, pflege ich beim Aszendenstypus der Obstipation zur Belastungskost in der erwähnten milden Form überzugehen. Ungeeignet ist ferner die Belastungskost bei einer ausschließlich auf den Enddarm, also auf Ampulla recti und Rektum beschränkten Defäkationsschwäche. Auf Behandlung dieser Zustände, die weit ab von der gewöhnlichen chronisch-funktionellen Stuhlträgheit liegen, gehe ich hier nicht ein. Für die recht häufige sigmoidale Stuhlträgheit trifft die Einschränkung nicht zu.

Die diätetische Belastungstherapie, welche sich unter sachkundiger Führung auch bei primärer Hypoperistaltik zu erzieherischer, ätiologischer Therapie auswächst, hat den Vorteil feinster Abstufbarkeit. Man muß das ganze Rüstzeug der diätetischen Therapie kennen und seine Anwendungsformen beherrschen, um im Einzelfalle die geeignetste Auswahl zu treffen. Natürlich darf und muß man daneben auch andere Maßregeln zu Hilfe nehmen, sollte sich aber in der Hauptsache auf solche beschränken, welche ätiologisch gerichtet sind, und von denen schon die Rede war. Alle anderen Hilfsmittel sollten nur zur gelegentlichen Unterstützung herangezogen werden. Ein Allheilmittel für chronisch-funktionelle Stuhlträgheit kann die Diätetik nicht sein, da die Gründe für das Leiden ja manchmal abseits von der Kostform liegen. Man würde mit der Diätetik viele Versager erzielen, wenn man dies nicht berücksichtigte und wenn man darauf verzichtete, durch eingehende u. a. auch die ganze Ernährungsgeschichte des Patienten berücksichtigende umfassende Anamnese und durch sorgfältige Untersuchung des ganzen Körpers sich möglichst klaren Einblick in die Ursachen der Stuhlträgheit zu verschaffen.

Zur wirksamen Bekämpfung einer einigermaßen schweren „hypoperistaltischen Obstipation muß man durchschnittlich 4 Wochen planmäßiger Behandlung in Aussicht nehmen. Hierin sind eingeschlossen die vorauszuschickende Dämpfung spastischer Einschläge, die Umstellung der Ernährung auf peristaltikanregende Kost, die Gewöhnung an dieselbe, das Einschulen auf eine Kost, welche mit den äußeren Lebensverhältnissen des Patienten leicht vereinbar ist. Dies letztere bringt es mit sich, daß die endgültigen Dauerverordnungen, je nach der Persönlichkeit, stark voneinander abweichen müssen. Bei der diätetischen Behandlung der Obstipation geht es wie bei anderen Diätkuren, die mit längerer Dauer rechnen: wenn die Vorschriften sich nicht bequem der sonstigen Lebensweise anschmiegen, werden sie bald vernachlässigt. Dann, aber auch nur dann, sind Rückschläge zu befürchten.

Verlag von J. F. Bergmann in München und Wiesbaden.

Chemie der Enzyme
Von
Prof. Dr. **Hans Euler** in Stockholm
Zweite, nach schwedischen Vorlesungen vollständig umgearbeitete Auflage

I. Teil: Allgemeine Chemie der Enzyme
Mit 32 Textfiguren und 1 Tafel
1920. Preis Mk. 56.—

    Einer der hervorragendsten zeitgenössischen Kenner und erfolgreichsten Bearbeiter der Enzymchemie, Hans Euler, hat es unternommen, eine Enzymologie unter Berücksichtigung sowohl der allgemeinen chemischen Grundtatsachen wie der modernen physikalisch-chemischen Errungenschaften zu schreiben. War in der ersten, vor 10 Jahren erschienenen Auflage nur das damals noch unvollkommene Beobachtungsmaterial aufgeführt, so ist jetzt eine kritische Sichtung vorgenommen. Neuere Theorien unterzieht der Verfasser gleichfalls einer Würdigung, auch wenn er ihnen wegen ihres hypothetischen Charakters, z. B. bei der Theorie der enzymatischen Reaktionsgeschwindigkeiten und der Fermentaktivität, skeptisch gegenübersteht. Von dem reichen Inhalt des vorliegenden ersten Teiles seien hervorgehoben die allgemeinen Interesses sich erfreuenden Kapitel: Darstellung, Reinigung und Aufbewahrung von Enzymen und ihre Charakterisierung, die Enzyme als Elektrolyte und Kolloide, allgemeine Kinetik der Enzymreaktionen, Einfluß der Temperatur auf enzymatische Reaktionen, deren Gleichgewichte und Endzustände, Wärmetönung und Energiewandlung fermentativer Prozesse sowie die Schlußkapitel über spezifische Wirkungen der Fermente und ihre Bildung in lebenden Zellen. Die hervorragende Darstellungskunst Eulers wird dazu beitragen, dem Werk die verdiente Verbreitung zu sichern.
Neuberg i. d. Deutsch. med. Wochenschr.

Die Krankheiten des Pankreas
Handbuch
der gesamten Pathologie, Diagnostik und Therapie der Pankreas-Erkrankungen (mit Einschluß der Pathogenese und Ätiologie des Diabetes mellitus und der chronischen Glykosurien)
Von
K. A. Heiberg, Kopenhagen
1914. Preis Mk. 12.—

    Man kann sich wohl kein vollständigeres Werk über die Krankheiten des Pankreas denken als dieses Handbuch der gesamten Pathologie, Diagnostik und Therapie der Pankreaserkankungen mit Einschluß der Pathogenese und Ätiologie des Diabetes mellitus und der chronischen Glykosurien. Das Werk ist sehr international, indem die Autoren aller Sprachen gleichmäßig berücksichtigt werden; es ist einerseits eine gründliche Zusammenstellung früherer Schriften und Ansichten und bietet daneben dem Verfasser noch reichlich Gelegenheit, seine eigene Meinung in allen interessanten Fragen in genialer Weise klar zu legen; es erfüllt durch übersichtliche, knappe Darstellung didaktischen Zweck und bleibt durch genaue Literaturangaben, eigene Beobachtungen und Statistiken auch ein Nachschlagebuch.
Korrespondenzbl. f. Schw. Ärzte

Hierzu Teuerungszuschlag

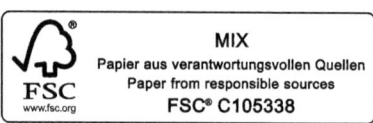

If you have any concerns about our products,
you can contact us on
ProductSafety@springernature.com

In case Publisher is established outside the EU,
the EU authorized representative is:
Springer Nature Customer Service Center GmbH
Europaplatz 3, 69115 Heidelberg, Germany

Printed by Libri Plureos GmbH
in Hamburg, Germany